医学高等院校护理学专科生学习指导丛书
中央广播电视大学医科大专推荐辅导教材

现代护理管理学学习指导

主编　张培珺
主审　赵炳华

北京大学医学出版社

XIAN DAI HU LI GUAN LI XUE XUE XI ZHI DAO

图书在版编目（CIP）数据

现代护理管理学学习指导/张培珺主编 .—北京：北京大学医学出版社，2000.7

（医学高等院校护理学专科生学习指导丛书）

中央广播电视大学医科大专推荐辅导教材

ISBN 7-81071-022-2

Ⅰ.现… Ⅱ.张… Ⅲ.护理学：管理学－医学院校－教学参考资料 Ⅳ.R47

中国版本图书馆 CIP 数据核字（2000）第 38455 号

本书从 2000 年 6 月起封面贴防伪标记，无防伪标记不得销售

现代护理管理学学习指导

主　　编：张培珺

出版发行：北京大学医学出版社（电话：010－82802230）

地　　址：（100083）北京市海淀区学院路 38 号　北京大学医学部院内

网　　址：http://www.pumpress.com.cn

E－mail　：booksale@bjmu.edu.cn

印　　刷：北京东方圣雅印刷有限公司

经　　销：新华书店

责任编辑：暴海燕　　责任校对：何力　　责任印制：张京生

开　　本：787mm×1092mm　1/16　印张：12　字数：302 千字

版　　次：2000 年 9 月第 1 版　2006 年 6 月第 3 次印刷　印数：23001－26000 册

书　　号：ISBN 7-81071-022-2/R·022

定　　价：17.60 元

前　言

本书是与医学高等院校教材《现代护理管理学》（张培珺编著，北京医科大学出版社，1999.10出版）配套使用的学习指导。为便于学生学习与教师教学中掌握主要内容及重点，根据各章学习目标，按节列出内容提要，按章附有各类测试题及参考答案，便于明确具体考核要求，并可随时评价学习效果。

由于主教材的初衷是为护理专业的本、专科学生学习、教师进行教学编写一本共用教材，并为护理管理人员和广大护士培训参考使用，而各章之首的学习目标是以本科生教学水平为基础而提出的，因此，使用本书时，应根据需要和学员特点，调整授课计划，选择相关内容。

全书内容简明扼要，实用性强，且对主教材覆盖面大，对学员和教育工作者是一本使用方便的辅导材料。

由于我们的知识和水平有限，书中的缺点和错误在所难免，敬请各位同道和读者批评指正。

编者

1999.10.

使 用 说 明

一、内容提要

按主教材学习目标要求，扼要列出各章节的主要内容，帮助理解各章节的要点、重点及考核点。若了解和掌握详细阐述及其他内容，仍需学习主教材。

二、测试题

1. 名词解释　要求按规范，简单、明确地回答出所给术语名词的基本概念。英文名词适宜本科生使用。

2. 填空题　在理解上、下文含义的基础上，在试题的空缺处，填入正确答案。正确答案字数的多少不受空缺处划线长短的限制。

3. 多项选择题　要求学生从列出的五个选择项中选出一个以上正确答案，或将不正确的答案列出。

4. 计算题　要求学生在正确理解基本原理的基础上，按试题要求，运用所学方法进行运算，要求写清基本公式、计算步骤及答案。

5. 简答题　要求学生按试题要求以条目方式扼要、重点回答。条目内容必须具有独立性和完整性，避免将同样含义的内容分为几条答题。

6. 论述题　要求用文字叙述方式对问题进行解答。此题型在一定程度上可反映学生对知识掌握的深度和广度，测试学生基本理论及其具体应用和解决实际问题的能力，以及分析表达能力。在回答问题时要注意：①针对性：仔细审题，切忌答非所问；②全面性：全面回答相关的要点，不遗漏；③条理性：要求重点突出、条理清晰、分析有据、文字通顺；④理论联系实际部分要用自己的语言表达出自己的想法，举例恰当。

三、参考答案

关于名词解释、填空题、多选题、计算题，书中均给出参考答案。简答题，书中列出要求回答的重点内容，应根据要点简要解释。论述题的答案有的只列要点，可据此论述，表达自己的想法，论述发挥，适当举例；有的为帮助学生理解，则较为详细。具体内容参见原教材。

在回答各类试题时，要求含义确切，不需要一字不漏地死记硬背。

目　录

第一篇　绪论

第一章　管理与管理学

内容提要

第一节　概念、研究对象与内容

一、基本概念

（一）管理

管理过程方法（Management process approach）的观点认为：管理是管理人员与被管理者共同实现既定目标的活动过程，它是一切有组织活动的不可缺少的要素。

（二）管理者

组织的成员可以分为两种类型：操作者和管理者。

操作者（Operatives）是直接从事某项工作或任务的组织成员，不具有监督其他成员工作的职责。

管理者（Managers）是指挥下属活动的组织成员。位于操作者之上的组织层次中。作为一个管理者，一定要有下级。管理者也可能担任某些作业职责。

组织的管理者可以划分为基层管理者（First－line managers）、中层管理者（Middle－line managers）和高层管理者（Top－line managers）。

（三）管理学

管理学（Science of management）是一门系统地研究管理过程的普遍规律、基本原理和一般方法的科学。

二、管理学的研究对象和内容

（一）研究对象

根据管理的自然属性和社会属性，管理学的研究对象从理论上概括为生产力、生产关系和上层建筑三个方面。

（二）研究内容

有各种不同的分类方法。按照管理要素分类，研究内容包括管理手段的结构、法和人，管理内容的人、财、物、信息和时间共八个要素。根据管理活动过程的职能分类，包括计划、组织、领导、控制四项职能。

第二节　管理的基本特征与基本职能

一、管理的基本特征

（一）管理的二重性

即自然属性与社会属性。

（二）管理的普遍性

在人类活动的领域内，管理普遍存在。

（三）管理的目的性

管理是人类一种有意识、有目的的活动，是为实现一定的管理目标而进行的。

（四）管理或管理人员任务的共同性

是设计和维持一种体系，使全体工作人员均能用尽可能少的支出（包括人力、财力、物力等），共同实现预期的目标。其基本职能均包括计划、组织、领导和控制工作。

（五）管理的科学性和艺术性

科学性是揭示事物发展的客观规律，艺术性是在原则基础上的灵活性，实践性与创造性。

二、管理的基本职能

管理职能（Management functions）是“管理或管理人员所应发挥的作用或承担的任务”，是管理活动内容的理论概括。基本职能包括：

（一）计划职能（Planning）

（二）组织职能（Organizing）

（三）领导职能（Leading）

（四）控制职能（Controlling）

以上四项职能是统一的有机整体，是系统的网络，各项职能之间是相互联系、相互交叉着的循环过程。

第三节　管理思想的形成与发展

一、中国管理思想的形成与发展

中国管理思想自形成到发展至今，经历了若干阶段。如先秦时期、秦汉时期、魏晋南北朝隋唐五代时期、宋元明清时期、近代及社会主义阶段。每一阶段均有极为丰富的管理思想形成，并对世界现代管理思想的形成和发展作出了巨大的贡献。

二、外国（主要是西方）管理思想的形成与发展及其对护理的影响

（一）历史背景

自远古人类有了劳动分工，即有了管理活动。从远古到古代社会、中世纪、资本主义早期，均有丰富的管理实践和管理思想，为系统的管理理论形成做了充分的准备。

（二）多样化时期

20世纪的前半期是管理思想发展的多样化时期。主要有四个方面的理论学说。

1. 科学管理（Scientific management）

主要介绍了创始人泰勒及其科学管理的三个基本出发点：①谋求最高工作效率。②谋求取得最高效率的重要手段。包括合理化三原则：标准化（Standardize）、精简化（Simplify）和

专门化（Specialize）。③要求劳资双方实行重大精神变革，并区分了管理职能与执行职能。

2. 一般行政管理理论（General administrative theories）

（1）法约尔的管理职能学说

法约尔提出在公司管理中有14项组织经营原则。在管理职能中划分为计划、组织、指挥、协调和控制。

（2）韦伯的行政组织理论

韦伯在管理思想上提出了“理想的行政组织体系理论。”主要内容是理想的行政组织、权力及其管理制度。

3. 人际关系（Human relations）和行为科学理论（Behavioral science theories）

（1）梅奥及人群关系学说

梅奥的研究结果表明：“人”不只是“经济人”，而且是“社会人”；管理当局和工人之间以及工人相互之间的融洽性（社会关系）和安全感是影响劳动生产率的最重要条件，提出了人群关系学说。

（2）马斯洛的人类需要层次理论（Hierarchy of needs theory）

马斯洛提出人有五种需要，是依次要求、依次满足、递级上升的五个层次。主要是生理、安全、社会交往、自尊和受人尊重、自我实现的需要。当需要未被满足时，可以成为激励的起点。

（3）麦格雷戈的x—y理论（Theory x and theory y）

x—y理论是关于人的特性的两套系统性假说。x理论基本上是一种关于人性的消极观点，提出人们需要在严密地监督下才能有效地工作；y理论提出了关于人性的积极观点，强调管理中启发内因、发挥主观能动性和实行自我控制。

（4）卢因的群体力学理论（Field theory）

重点研究组织中的群体行为及其规律。提出了关于非正式组织及群体行为是各种相互影响的力的结合，内聚力与群体士气与生产率的关系等主要观点。

（5）关于领导理论的研究（Leadership theories）

其成果非常丰富。主要有领导特质理论、领导行为理论、权变理论及一些最新领导学说。（详见教材第十五章第二节）

4. 定量方法（Quantitative approach）

此理论应用的目的是寻找管理的定量化。包括统计学的应用，最优化决策数学模型、信息处理模型和计算机的应用等。

（三）近年来的趋势

到20世纪60年代初期，管理理论进入成熟阶段。其趋势是发展成一种统一的理论框架。代表性的方法有：

1. 过程方法（Process approach）

管理学家孔茨（美）提出用“管理过程方法”来综合各种管理理论。认为管理是建立在计划、组织、指挥、协调、控制基本职能基础上连续的循环过程。

2. 系统方法（Systems approach）

是一种认为应当按照系统框架来分析管理的思路。其核心是把组织部门及群体的关系、行为看成是人们在意见、力量、愿望和思想等方面协作的系统，以此为基点论述组织内部平衡和对外环境相适应的管理。

3. 权变方法（Contingency approach）

其基本思想是认为在管理中，不存在一成不变、普遍适用的、最好的管理理论和管理方法，管理必须随着组织所存在的内外条件变化而随机应变。

现代随着经济全球化、迅速发生变革的环境和信息时代的到来，要求建立灵活、快速反应、有效创新、变革的组织和更关注激励、指导和鼓励的管理风格是管理发展的最新趋势。

测 试 题

一、名词解释（本科生可用英语名词解释，以后各章同）

1. 管理（Management）
2. 操作者（Operatives）
3. 管理者（Managers）
4. 管理学（Science of management）
5. 管理职能（Management functions）

二、填空题

1. 管理学的研究对象从理论上可以概括为______、______和______三个方面。
2. 管理学是______和______相互交叉产生的一门边缘学科。是一门系统地研究______的科学。
3. 管理的二重性是指______和______。
4. 按照管理要素分类，管理学研究的内容包括管理手段的______、______和______三个要素和管理内容的______、______、______、______和______五个要素。
5. 管理的基本职能包括（要求中、英文）______、______、______、______四个方面。
6. 外国（主要是西方）管理思想形成与发展的多样化时期，重要贡献有______、______、______和______四个方面的理论学说。
7. 泰勒在科学管理中提出的合理化三原则（或三 S 化）是指（要求中、英文）______、______和______。
8. 人类需要层次理论提出的人有五种需要依次主要是______、______、______、______和______的需要。
9. 管理学近年来的发展趋势，主要代表性的方法有______、______和______方法。
10. ______的著作《______》在______年出版，标志着现代管理理论的诞生。

三、多项选择题

1. 管理的基本职能包括：
   a. 计划
   b. 组织
   c. 预算
   d. 控制
   e. 沟通
2. 在管理要素中，管理手段有
   a. 结构
   b. 人
   c. 物资

d. 信息

e. 法

3. 科学管理的创 始人有

a. 法约尔

b. 韦伯

c. 梅奥

d. 泰勒

e. 卢因

4. 泰勒提出的合理化三原则是：

a. 规范化

b. 标准化

c. 制度化

d. 专门化

e. 精简化

5. 管理学近年来的发展趋势是趋向一体化，代表性的方法有：

a. 过程方法

b. 权变方法

c. 系统方法

d. 协调方法

e. 数理方法

6. 对行为科学有贡献的管理学家有

a. 法约尔

b. 梅奥

c. 马斯洛

d. 卢因

e. 麦格雷戈

四、简答题

1. 组织内的管理者划分为几个层次？结合医院所设护理组织系统举例说明。

2. 管理有哪些基本特征？

3. 管理有哪些基本职能？它们的主要内容及相互之间的关系？

4. 简述泰勒科学管理的基本出发点。

5. 梅奥对管理科学的主要贡献？

6. 简述 x—y 理论的主要内容。

五、论述题

1. 结合护理管理实例说明管理是一个活动过程。

2. 管理理论研究中系统方法的主要观点。

3. 管理理论研究中权变方法的主要观点。

参 考 答 案

一、名词解释

1. 管理是管理人员与被管理者共同实现既定目标的活动过程。它是一切有组织活动的不可缺少的要素。

2. 操作者是直接从事某项工作或任务的组织成员，不具有监督其他成员工作的职责。

3. 管理者是指挥下属活动的成员。位于操作者之上的组织层次中。管理者也可能担任某些作业职责。

4. 管理学是一门系统地研究管理过程的普遍规律、基本原理和一般方法的科学。

5. 管理职能是管理或管理人员所应发挥的作用或承担的任务，是管理活动内容的理论概括。管理的基本职能包括计划、组织、领导和控制。

二、填空题

1. 生产力　生产关系　上层建筑

2. 自然科学　社会科学　管理过程的普遍规律、基本原理和一般方法

3. 自然属性　社会属性
4. 结构　法　人　人　财　物　信息　时间
5. 计划职能（Planning）　组织职能（Organizing）　领导职能（Leading）　控制职能（Controlling）
6. 科学管理　一般行政管理理论、人际关系和行为科学理论及定量方法。
7. 标准化（Standardize）　精简化（Simplify）　专门化（Specialize）
8. 生理　安全　社会交往（爱和归属）自尊和受人尊重　自我实现
9. 过程方法（Process approach）、系统方法（Systems approach）、权变方法（Contingency approach）
10. 泰勒　《科学管理原理》　1911 年

三、多项选择题

1. a　b　d
2. a　b　e
3. d
4. b　d　e
5. a　b　c
6. b　c　d　e

四、简答题

1. 组织内的管理者，可以划分为基层管理者、中层管理者和高层管理者。如医院护理组织系统中，病房护士长、护士是基层管理者；内、外、妇产、儿科及门诊等科级护士长是中层管理者；主管护理的副院长、正副护理部主任属高层管理者。

2. 管理的基本特征有：

（1）管理的二重性　即自然属性和社会属性。

（2）管理的普遍性　在人类活动的领域内，管理是普遍的。

（3）管理的目的性　任何管理都是为实现一定的目的而进行的。

（4）管理或管理人员任务的共同性　管理或管理人员的任务均为设计和维持一种体系，使全体工作人员能用尽可能少的支出（包括人力、财力、物力等），共同实现预期的目标。管理或管理人员的共同职能为计划工作、组织工作、领导工作和控制工作。

（5）管理的科学性和艺术性　科学在于解释和揭示事物内在的规律，并能运用这些规律来分析问题和解决问题。艺术性强调实践性，在原则基础上的灵活性、非常情况下的应变性、随机制宜地进行管理。

3. 近年来管理的基本职能划分为：计划、组织、领导和控制四个方面。计划职能包括选定组织目标和实现目标的途径；组织职能是为了实现组织目标，设计和维持合理的组织机构，并为组织机构所规定的不同岗位所需人员进行恰当而有效的选择、使用、培训、考评等工作过程；领导职能是为各项管理职能的进行提供保证，对组织中的全体人员辅以指导、沟通、运用各种手段和方法施加影响力，赋予全体人员统一意志，从而保证实现组织目标；控制职能是管理者为保证计划的目标和任务转化为现实而采取的全部活动。

　　四项职能是统一的有机整体，是一个系统的网络，四项职能之间是相互联系、相互交叉着的循环过程。

4. 泰勒的科学管理有三个基本出发点：①谋求最高工作效率。②谋求取得最高效率的重要手段。使生产工具、机器、操作方法、作业环境等均标准化、动作精减化和工作专门化。③要求劳资双方实行重大精神变革。在工作中互相协作，并把管理职能与执行职能分开。

5. 梅奥领导了著名的“霍桑试验”。提出了“人”不只是“经济人”，而且是“社会人”。管理当局和工人之间以及工人相互之间的社会关系是影响劳动生产率最重要的条件。发现正式组织中存在非正式组织，群体的社会准则或标准是决定工人个人行为的关键要素。提出了人群关系学说。

6. x—y 理论是关于人性的两套系统性假设。x 理论基本上是一种关于人性的消极观点，它假设人们缺乏雄心壮志，不喜欢工作，总想回避责任，以及需要在严密地监督下才能有效地工作；y 理论提出了一种积极观点，它假设人们能够自我管理，愿意承担责任，以及把工作看成像休息和娱乐一样自然。y 理论相信成员能自我激励，强调启发内因，强调主观能动性和自我控制。

五、论述题

1. 管理是管理人员与被管理者共同实现既定目标的活动过程。例如护理部主任或护士长（或护士）工作实例说明管理是在组织中同其他成员一起，或通过其他成员使完成各项工作的活动更有效的过程。过程的含义表示管理者发挥的职能或从事的主要活动，包括计划、组织、领导和控制工作。护理部主任或护士长均要在一项工作或一个阶段管理活动的开始在调查研究的基础上制定计划，确定工作目标和实现目标的方法、途径；要进行人、财、物力资源的合理搭配，即设计和维持一定的组织结构、分工方式，规定岗位职责、规章制度及各部门、各岗位的联系方式，并选配、安排使用合适的人员，对人员进行相应的培训及考核；在管理过程中还要起领导和统率作用，对所属人员进行指导、沟通、协调、激励等，统一大家意志，以保证管理职能顺利进行；为完成计划提出的目标和任务，护理部主任或护士长还要对组织的活动进行监督、检查、控制质量，发现偏差时采取纠正措施，以达到预期的目的。一个阶段工作或一项任务结束后进入下一个管理周期。管理就是建立在这些基本职能基础上的连续的循环过程。

2. 管理理论研究的系统方法提出应当按照系统框架来分析管理的思路。系统方法认为：系统是由存在于环境中若干相互联系、相互作用的要素所构成的具有特定功能的有机整体。认为社会是系统，任何一个组织都是系统。组织与环境之间处于不断的相互作用中，组织是否成功取决于这个系统与其所依赖的外部团体和机构之间的相互作用。

   系统观点将组织看成是由“相互依赖的多种因素，包括个人、群体、态度、动机、正式结构、相互作用、目标状态和职、权组成的，管理者的任务是协调组织的各个部分以实现组织目标。

   系统方法的核心是把组织部门及群体的关系、行为看成是人们在意见、力量、愿望和思路等方面广泛协作的系统。以此为基点论述组织内部平衡和对外界环境相适应的管理。

3. 管理理论研究的权变方法是因地制宜理论。权变管理即权宜和应变管理的合称。其基本思想是认为在组织管理中，不存在一成不变、普遍适用的、最好的管理理论和方法，管理理论必须随着组织所处的内外条件变化而随机应变。

第二章 现代管理的基本原理与原则

内容提要

第一节 现代管理的基本原理

基本原理是对客观事物的实质及基本运动规律的表述。管理科学的原理有多种，本章仅介绍四种。

一、系统原理

是运用系统论的思想和分析方法指导管理的实践活动，解决和处理管理的实际问题。

系统是由存在于环境中若干相互联系、相互作用的要素所构成的，是具有特定功能的有机整体。

在整个宇宙中，即自然、社会和思维领域均有系统存在。

在管理实践中，系统性包括两个含义：一是指管理过程即具有系统性；二是指管理中应具有系统分析的方法和观点。

系统具有整体性、统一性、顺序性、开放性等。

二、"人本"原理

"人本"即一切管理均应以调动人的积极性、做好人的工作为根本。使全体人员明确整体目标、个人职责、工作意义、相互关系，并能主动地、积极地、创造性地完成任务。

三、动态原理

即重视管理的动态特性，遵循在动态中管理的工作规律。明确管理对象及管理目标在管理过程中均在发展变化，注意调节，实现整体目标。

四、效益原理

管理工作的根本目的，在于创造更多、更好的、有形可见的经济效益和社会效益。要把提高效益看作是管理的中心工作。护理管理中要以社会效益为最高准则，同时也要讲求经济效益。

第二节 现代管理原理相应的原则

原则是根据对客观事物的基本原理的认识，要求人们共同遵循的行为规范。

一、整分合原则

是系统思想指导管理实践的表现。即现代高效率的管理必须在整体规划下进行明确分工，又在分工基础上进行有效综合的原则。三个基本环节是：整体把握、科学分解、组织综合。

二、能级原则

作为管理手段的各级组织机构、人员、规章制度均发挥不同的能量，能量的分级就是建立各级不同的规范和标准，以利进行有效的管理。各级不同的责、权、利应与能级相对应。

三、动力原则

管理者必须考虑如何调动人的积极性和创造性。在管理中有了强大的动力，才能使管理活动持续而有效地进行。动力有物质动力、精神动力和信息动力。

四、弹性原则

为适应客观事物的各种变化，管理中要保持充分的弹性，有效地实现动态管理。是随机制宜的灵活性原则。

五、反馈原则

反馈是指由控制系统把信息输送出去，再把作用结果返送回来，并对信息的再输出起到控制的作用，以达到预定的目的。有效的信息反馈，才能进行正确的管理控制。

测 试 题

一、名词解释

1. 系统（System）
2. 系统原理
3. 动态原理
4. 效益原理
5. 整分合原则
6. 反馈（Feed back）

二、填空题

1. 系统具有__________性、__________性、__________性和__________性。一般管理学也称之为__________。
2. 整分合原则的三个基本环节是：__________、__________和__________。
3. 反馈的理论基础是__________和__________。

三、多项选择题

为适应客观事物的各种变化，应有效地使用管理的：

a. 能级原则
b. 反馈原则
c. 弹性原则
d. 系统原理
e. “人本”原理

四、简答题

1. 简述管理中系统原理的含义。
2. 护理管理中应用“效益原理”的含义，其最高准则为何？
3. 弹性原则的基本含义？

五、论述题

论述“人本”原理的内涵及对有效护理管理的重要性。

参 考 答 案

一、名词解释

1. 系统（System）是由存在于环境中若干相互联系、相互作用的要素所构成的，是具有特定功能的有机整体。
2. 系统原理是运用系统论的思想和分析方法指导管理的实践活动，解决和处理管理的实际问题。
3. 动态原理即重视管理的动态特性，遵循在动态中管理的工作规律。要求管理者明确管理对象及管理目标均在发展、变化，并在管理对象运动变化的过程中，注意调节，实现整体目标。

4. 效益，是指人们从事社会经济活动所得到的有益的效果，包括经济效益和社会效益。效益原理，即把提高效益看作是管理的中心工作。
5. 整分合原则是系统思想指导管理实践的表现。即现代高效率的管理必须在整体规划下进行明确分工，又在分工的基础上进行有效综合的原则。
6. 反馈（Feed back）是控制论中一个重要的概念，是由控制系统把信息输送出去，再把作用结果返送回来，并对信息的再输出起到控制的作用，以达到预定的目的。

二、填空题

1. 整体性　统一性　顺序性　　开放性　系统工程
2. 整体把握　科学分解　组织综合
3. 控制论　信息论

三、多项选择题

b　　　c

四、简答题

1. 系统原理在管理实践中包括两个含义：一是指管理过程即具有系统性，自始至终有统一的整体目的，是由管理的要素相互联系、相互作用构成整体，是一个大系统，而各要素则是它的子系统。二是指管理中应具有系统分析的方法和观点。从整体出发认识问题，防止片面性，运用系统思维方式、信息和反馈等科学方法处理管理问题。
2. 效益原理要求把提高效益看作是管理的中心工作，管理的根本目的，在于创造更多、更好的、有形可见的经济效益和社会效益。护理管理中要以提高社会效益为最高准则，同时也要讲求经济效益。
3. 弹性原则要求管理中保持充分弹性，为适应客观事物的各种变化，有效地实现动态管理，是随机制宜的灵活性原则。

五、论述题

"人本"原理即一切管理均应以调动人的积极性、做好人的工作为根本。

现代管理确认，在系统诸要素中人是最主要的要素，要以人为主体。只有充分调动人的积极性、主动性、创造性，才能充分发挥现代技术和设备的作用，以取得较大的技术经济效果，达到管理的目标。

遵循"人本"原理就要重视激励人的积极性、重视人才、重视在职教育、实行民主管理、重视处理好人与人的关系，充分发挥人的自觉性和自我实现精神。

现代护理中，要想使有知识、有技术的护理人员有针对性的对病人进行整体护理，必须遵循"人本"原理。这是现代管理发展趋势的要求及护理工作的需要，护理人员的主观能动性发挥的程度越高，护理管理的效能越大。

第三章　护理管理学概述

内容提要

第一节　概念与任务

一、护理管理发展简史

近代护理管理的发展是从19世纪中叶，英国的南丁格尔开创科学的护理开始。南丁格尔对护理和护理管理发展产生的影响是深远的。

近年来，护理学与现代管理学不断交叉、融合，形成现代护理管理，大大推动了护理学科的建设。

二、护理管理学概念

联合国世界卫生组织（WHO）认为护理管理的定义是："护理管理是发挥护士的潜在能力和有关人员及辅助人员的作用，或者运用设备和环境、社会活动等，在提高人类健康这一过程中有系统地发挥这些作用。"

三、护理管理任务

是研究护理工作的特点，找出其规律性，对护理工作的人员、技术、设备及信息等进行科学的计划、组织、控制和协调，以提高护理工作的效率和效果，提高护理质量。

四、护理管理研究范围

凡护理学研究的领域或护理活动所涉及的范围均属护理管理的研究范围。

第二节　护理管理的特点

一、护理管理要适应护理学科的特点

（一）要适应护理学作为独立学科的要求

（二）要适应专业对护士素质修养的特殊要求

（三）要适应护理工作的科学性和服务性的要求

（四）要适应护理人员人际沟通广泛性的要求

（五）要适应护理工作连续性和性别特点的要求

二、护理管理综合性和实践性的特点

护理管理要综合应用多种学科的研究成果除具有管理学的特点外，还具有护理学科的多方面的影响因素，综合利用有关的知识和理论，并结合实践加以应用。

三、护理管理广泛性的特点

护理管理涉及的范围和内容广泛，要求管理人员应具有有关的管理理论和较广泛的知识。由于护理管理人员管理层次较多，并且参加管理的人员广泛，要求管理知识具有普及性及广泛性。

第三节　护理管理的意义及研究方法

一、意义

（一）护理管理是医院管理的重要组成部分，其管理水平将影响到医疗质量及医院的管理水平。

（二）护理管理与护理技术工作是同等重要的资源，均可以利用和开发。二者相辅相成，护理管理的加强和发展是提高专业技术水平的重要前提。

（三）护理管理随着医学的发展，服务技术和分工协作更加精细复杂，需要提高到科学管理和现代管理水平。

二、研究方法

（一）研究护理管理学的基本方法

坚持实事求是、深入到管理的实践中；运用全面、历史的观点，考察分析管理学的历史、现状及发展趋势，进行总体的、系统的分析研究是基本方法。

（二）通过管理职能研究护理管理

针对管理过程的计划、组织、领导和控制四项职能来研究和学习护理管理。

（三）吸收和运用有关学科的知识研究护理管理

（四）结合我国国情研究护理管理，不断总结经验，逐步发展形成具有中国特色的护理管理学。

测　试　题

一、名词解释

护理管理（Nursing Management）

二、填空题

1. 19 世纪中叶，______国的__________开创了科学的护理事业。

2. 护理管理过程包括：资料收集、__________、__________、人事管理、__________与__________功能。

3. 护理管理的任务是：①____________________；②____________________。

三、多项选择题

护理学科的特点有

a. 独立性

b. 服务性

c. 连续性

d. 广泛性

e. 科学性

四、简答题

1. 护理管理的任务。

2. 护理管理学的研究范围。

3. 研究护理管理的基本方法。

五、论述题

1. 护理管理的特点。

2. 在护理管理中应结合考虑哪些影响因素。

3. 医院内加强护理管理的重要意义。

参考答案

一、名词解释

联合国世界卫生组织认为“护理管理是发挥护士的潜在能力和有关人员及辅助人员的作用，或者运用设备和环境、社会活动等，在提高人类健康这一过程中有系统地发挥这些作用。”

二、填空题

1. 英　南丁格尔
2. 规划　组织　领导　控制
3. 向病人提供最良好的护理　应用科学化的管理过程

三、多项选择题

a　b　c　e

四、简答题

1. 护理管理是研究护理工作的特点，找出其规律性，对护理工作的人员、技术、设备及信息等进行科学的计划、组织、控制和协调，以提高护理工作的效率和效果，提高护理工作质量。所以，护理管理的任务是：①向病人提供最良好的护理；②应用科学化的管理过程。
2. 凡护理学研究的领域或凡护理活动所涉及的范围都是护理管理学的研究范围。

   例如护理实践、护理教育、护理科研、护理理论如何实用于护理实际中均有管理问题，都是护理管理应研究的部分。与护理相关的人、物、空间、信息均为主要的资源，是管理的要素，均需研究如何科学的计划、组织、领导和控制，研究如何通过科学管理能用尽可能少的支出实现预期目标。
3. 必须坚持实事求是、深入到管理的实践中，进行调查研究、总结经验，并用判断推理方法，使实践上升为理论；还必须运用全面的、历史的观点，去考察分析管理学的历史、现状及其发展趋势，对影响管理过程的各种因素及其相互关系，进行总体的、系统的分析研究，使之逐步形成可行的管理理论和合理的管理活动。

五、论述题

1. 护理管理的特点有：

(1) 护理管理要适应护理学科的特点

①要适应护理学作为独立学科的要求

②要适应专业对护士素质修养的特殊要求

③要适应护理工作科学性和服务性的要求

④要适应护理人员人际沟通广泛性的要求

⑤要适应护理工作的连续性和性别特点的要求

(2) 护理管理综合性和实践性的特点

护理管理要综合应用多种学科的研究成果。要综合考虑多方面的影响因素，综合利用有关知识和理论，结合实践加以应用。

(3) 护理管理广泛性的特点

护理管理内容广泛，参加管理的人员广泛。

2. 护理管理的影响因素涉及方面较多。包括：

(1) 院外环境因素

(2) 院内环境因素

(3) 院内组织机构情况

(4) 组织的目标、宗旨

(5) 任务、技术因素

(6) 护理人员及其他有关人员状况

每个方面均需考虑若干具体因素。

3. 医院内加强护理管理的重要意义有：

(1) 护理管理在医院工作中的重要作用

包括在医院管理中的重要作用和在完成医疗任务、提高护理质量中的重要作用。

(2) 护理管理与护理技术工作是同等重要的资源，可以利用和开发。

护理管理的加强和发展是提高护理专业技术水平的重要前提。

(3) 护理管理需要现代化和科学化

随着医学科学的发展，管理将更为重要。需要逐步将现在的经验管理提高到科学管理和现代管理的水平。

第二篇　计划职能

第四章　计划职能基本理论

内 容 提 要

第一节　概念、意义、计划的类型与原则

一、概念

（一）计划（Plan）

是指工作或行动之前预先拟定的方案，包括工作的具体目标、内容、方法和步骤等。

（二）计划职能（Planning）

是管理过程的首要职能。有广义和狭义两种。广义的计划职能是指制订计划、执行计划和检查计划三个阶段的工作过程，贯穿在管理工作的始终。狭义的计划职能则是指制订计划的活动过程。本篇主要介绍狭义的计划职能。

计划职能的基本含义是确定目标和实现目标的途径。

二、意义

（一）有利于减少工作的失误

由于环境在解决问题过程中经常不断地发生变化，计划职能就在于正确预测可能出现的问题，并制订相应的补救措施和适应变化的最佳方案。

（二）有利于管理者始终把实现组织目标作为工作重点

计划职能可使管理者面对繁杂工作，统筹安排，始终把注意力集中于目标而取得成效。

（三）有利于为管理过程奠定基础

计划制定后，管理者就可以开展组织、领导、控制活动。计划是管理过程的前提条件。

（四）有利于管理过程中的经济效益。

计划职能强调效率，用尽可能少的投入实现即定目标。可合理的组织人力、财力、物力，减少浪费。

（五）有利于控制工作

计划为组织制订的目标、指标、步骤、进度、预期成果，是管理者控制活动的标准和依据，是控制的基础。

三、计划的类型

按管理学家孔茨对计划的多种表现形式进行分类，其计划的类型有：

（一）目的或任务（Purpose or mission）

指组织机构的作用，一个组织应该具有一个以上的目的或任务。

（二）目标（Objectives）

目标是活动所要达到的最终的、可测量的结果。

（三）策略（Strategy）

是为实现组织目标而采用的对策，即确定的总体行为过程、工作部署及物资（人、财、物）分配方法。

（四）政策（Policy）

是组织在决策或处理问题时指导及沟通思想活动的规定或默契。

（五）规程（Procedures）

是实施计划的顺序，是指导行动、执行任务的具体实施方法，具有严格的指定性。

（六）规则（Rule）

规则是要求根据具体情况采取或不采取某个特殊的或特定的行动，本质反映了是否采取某种行动的管理决策。

（七）方案或规划（Plan）

是包括目标、政策、策略、规程及使用的资源等要素的复合体。

（八）预算（Budgets）

是用数字表明所期望结果的报告书或数字化的计划。

四、计划职能的原则

（一）计划目标可考核性原则

要求计划提出的目标是具体的、可测量的、可考核的，否则计划后无法执行、检查及评价。

（二）计划工作领先的原则

管理者需克服各种思想障碍，使计划职能先于其它职能，避免无计划的工作。

（三）计划先进合理、积极可靠的原则

要根据实际需要，与组织自身状况、执行计划的资源条件相平衡。提出计划要量力而行，使目标既先进又合理。

（四）计划的弹性原则

计划要留有余地，面对未来的不确定性，要求计划要有弹性。

（五）计划的“三维思想结构”原则

三维思想指“知识维”、“逻辑维”、“时间维”。要求定计划者要有丰富的知识，保证计划的科学性，制订和实施计划各阶段要符合逻辑，时间阶段划分清楚等。

第二节　计划职能的一般步骤

制订计划需遵循的一般步骤是：

一、分析形势

包括对内外环境做出评估；对未来可能出现的机会做出探讨；明确本单位的长、短处；了解服务对象的需要，展望预期成果等。

二、确定目标

根据计划的任务，需确定一项或一组目标。

三、考虑计划工作的前提

前提是指计划工作的假设条件。

四、选择方案（数种）

提出备选的行动方案，往往同时提出几个。

五、比较各种方案

根据目标和前提条件，分析各备选方案的优、缺点，进行评价和比较。

六、选定方案

选择具有明确、经济、可行的方案。并明确实施的具体时间和步骤。

七、制定辅助计划

制定基本方案下的派生计划。

八、编制预算、使计划数字化

本节设有学生课堂进行“计划职能专题练习”指导。

第三节　评估内外环境

评估内外环境是管理者应掌握的基本技巧。主要从几个方面考虑：

一、医院背景与组织文化

包括医院的背景与社会地位，如医院历史情况、隶属关系、所有制性质、级别、类型及社会影响等。所在医院的价值观念与信仰，如工作方针、宗旨、发展方向、策略、工作目标及任务等。还包括组织文化，即医院组织长期形成的处理问题的价值观念与行为方式。

二、管理体制及领导人员状况

如医院和护理系统组织领导体制状况；规章制度；任务要求；经济来源；上级机构等。还包括领导人员个人情况及对护理的态度等。

三、工作评价标准

对医院、护理组织及护理人员的评价标准、组织、制度及程序等。

四、服务对象及服务项目

即本单位所负责的服务范围、病人来源、居民就医态度、医疗费用制度等。服务对象状况包括社会状况、种族、年龄分布、性别、文化背景、职业特征、常见病种等。服务项目包括医院提供哪些医疗服务项目以及各专科情况。

五、医疗及护理记录要求及管理办法

包括各种与护理有关的记录及文件书写要求、护理管理记录、医院信息系统情况、登记制度及管理办法等。

六、护理科研与护理教育

本单位科研与教育的组织机构、计划、申请程序等；护理教育层次、渠道、形式、内容、管理制度等。

七、人事管理及护理人员状况

包括；工资、福利待遇；护理人力来源途径、管理办法及有关政策；编制构成、岗位要求及现有人员状况；护理团体内聚力与士气、出勤、流失率；工作方式、排班制度；工作量的测量方法；护理管理人员情况；党、团、工会组织及对护理人员的影响等。

八、物资、设备及供应情况

包括物资、设备的供应、申请、领取、保管、维修、更换等制度；检验科、营养室、后勤部门的管理与协作等。

第四节　解决问题及其基本程序

计划工作过程也是解决问题过程，二者的基本程序是一致的，经常同步进行。

一、问题（Problem）

问题，即期望的目标和预期结果与现实之间有差距，以至产生不协调、不平衡、不明朗的状态。问题有突发性、潜在性、单纯性、复杂性等不同情况。

二、解决问题（Problem solving）的思考技巧

（一）分析与综合性思考

（二）创造性思考

（三）归纳和演绎性思考

三、解决问题的基本程序

（一）发现问题

即在所管辖的范围和工作环境中寻找存在的问题

（二）确定问题

在众多问题中选择对组织目标的实现有重要意义的关键问题加以解决。需抓住实质，避免对问题认识含混、范围和界限不清晰等。

（三）分析问题

目的是找出问题的根源、问题的主要环节、现实与期望目标之间的差距、问题的实质及严重程度、解决的利弊条件等。

（四）提出选择方案（数种）

应提出数种可供选择的行动方案。

（五）比较各种方案

评价、比较各方案的优缺点及实施中的利弊条件，决定所选用的方案。

（六）方案具体化

制定实施方案的具体行动计划。

（七）实施

按照行动计划和日程表付诸实施。

（八）评价

根据目标要求和标准，进行评价反馈。

四、解决问题时的注意事项

（一）根据权限解决问题

（二）将问题分解

（三）授权下属

（四）集思广益

（五）避免犹豫、求全

第五节　决　策

一、决策的定义与作用

决策（Dicision）是针对需要解决的问题，运用科学的理论和方法，系统地分清主、客观条件，提出各种可行方案并从中选择最佳方案的活动。决策是计划中的步骤，也是解决问题的核心。

二、决策的种类

有多种划分方法。

根据决策者对决策问题规律性掌握的程度，可以划分为程序化决策和非程序化决策。

根据决策者的职务层次可分为高层、中层、基层决策。

根据决策者掌握信息程度，可分为确定型决策、风险型决策、非确定型决策。

三、决策制定过程

（一）确立问题

决策的开始应能及时、准确地发现问题。

（二）确定目标

决策目标必须具体明确，不能含糊不清。目标应有明确的标准，以便能检查是否已达到。目标数量不宜过多。

（三）拟定方案

要求列出能成功地解决问题的多种方案，以便进行比较与鉴别，选择较好的方案。

（四）方案评估

对各种备选方案经综合分析进行评价。

（五）方案选优

即在分析评估的基础上，从众多方案中按照正确的择优标准选取一个方案。

四、决策的基本要求

决策要解决带有根本性、关键性的问题；决策要有明确的目标和可行方案；决策前要充分综合分析方案的有利与不利因素；决策要集思广益和实事求是；决策要勇于承担风险。

五、群体决策

（一）群体决策和个人决策优缺点的比较

1. 优点

群体决策的优点有：群体能集思广益、提供更多信息；产生更多方案，具有更多思路和不同的决策观点；便于接受和实施；提高决策的合法性。

2. 缺点

群体决策耗费时间；往往出现少数人统治；成员屈从社会压力，抑制不同观点和少数派意见；责任不清等。

（二）改善群体决策的方法

1. 头脑风暴法（Brainstorming）

是一种利用思想产生过程，防止屈从压力，鼓励提出任何种类方案的设计思想，同时禁止对各种方案的任何批评。

2. 名义群体法（Nominal group technique）

是一种在决策制定过程中限制讨论的方法。群体成员开会时必须出席，但需独立思考。

3. 德尔菲法（Delphi technique）

是一种复杂、耗时的方法。此法不允许群体成员面对面开会，可避免互相之间过度的影响。是采取通过问卷要求成员提供解决问题的决策方案。

（以上决策方法详见教材第四章第五节）。

测 试 题

一、名词解释

1. 计划（Plan）
2. 计划职能（Planning）
3. 目的或任务（Purpose or mission）
4. 目标（Objectives）
5. 策略（Strategy）
6. 政策（Policy）
7. 规程（Procedures）
8. 规则（Rule）
9. 方案或规划（Plan）
10. 预算（Budgets）
11. 问题（Problem）
12. 决策（Dicision）

二、填空题

1. 计划职能解决的基本问题是__________和____________________。
2. 按照孔茨的分类，计划的表现形式有：__________、________、________、________、________、________、__________和________八种。
3. 根据决策者对决策问题规律性掌握的程度，可以划分为______________和______________。
4. 根据决策者掌握信息程度，决策可分为__________、__________和__________。
5. 列举改善群体决策的三种方法，它们是：__________、__________和__________。

三、多项选择题

1. 计划职能的基本含义是
   a. 分析形势
   b. 选择方案
   c. 确定目标
   d. 发现问题
   e. 确定实现目标的途径
2. 制订计划的“5W 1 H”中包括有
   a. 做什么
   b. 实现目标途径
   c. 确定如何做
   d. 论证为什么要做
   e. 何人做
3. 按照孔茨的分类方法，计划的表现形式有
   a. 目标
   b. 标准
   c. 指标
   d. 规则
   e. 规程
4. 计划的“三维思想结构”是指：
   a. 时间维
   b. 逻辑维
   c. 情感维
   d. 技能维
   e. 知识维
5. 下列哪项属计划职能范围
   a. 回答如何执行护理程序
   b. 监督护理小组执行职责情况
   c. 修订岗位职责
   d. 为护理人员下周工作排班
   e. 委派某护士负责监控医院感染情况
6. 指出哪条属计划职能的原则
   a. 目标统一原则

b. 先进合理、积极可靠的原则　　　　　　d. 目标可考核性原则
c. 控制关键点的原则　　　　　　　　　　e. 责权一致原则

四、简答题

1. 计划在管理中的意义。
2. 简述制定计划的一般步骤。
3. 简述解决问题的基本程序。
4. 决策的基本要求。
5. 简述使用德尔菲法决策的特征和方法。

五、论述题

1. 计划职能应遵循的原则。
2. 解决问题过程中应注意什么？
3. 群体决策比个人决策有哪些优点？
4. 按照“计划职能专题训练指导”及有关决策等技巧制订一份计划方案。

参考答案

一、名词解释

1. 计划是指工作或行动之前预先拟定的方案，包括工作的具体目标、内容、方法和步骤等。
2. 计划职能有广义和狭义两种。广义的计划职能是指制订计划、执行计划和检查计划三个阶段的工作过程，贯穿在管理工作的始终。狭义的计划职能则是指制订计划的活动过程。
3. 目的或任务是指整个组织是做什么的，一个组织应该具有一个以上的目的或任务。
4. 目标是活动所要达到最终的、可测量的结果。
5. 策略是为实现组织目标而采用的对策，即确定的总体行为过程、工作部署及物资（人、财、物）分配方法。
6. 政策是计划的一种表现形式。是组织在决策或处理问题时指导及沟通思想活动的规定或默契。
7. 规程是实施计划的顺序，是指导行动、执行任务的具体实施方法，具有严格的指定性。
8. 规则是一种简单的计划。规则要求根据具体情况采取或不采取某个特殊的或特定的行动。
9. 方案是包括目标、政策、策略、规程、规则及使用的资源等要素的复合体。
10. 预算是用数字表明所期望结果的报告书或数字化的计划。
11. 问题即期望的目标和预期结果与现实之间有差距，以至产生不协调、不平衡、不明朗的状态。问题有突发性、潜在性、单纯性、复杂性等不同情况。
12. 决策是针对需要解决的问题，运用科学的理论和方法，系统地分清主、客观条件，提出各种可行方案并从中选择最佳方案的活动。决策是计划工作中的步骤，也是解决问题的核心。

二、填空题

1. 确定目标　实现目标的途径
2. 目的或任务　目标　策略　政策　规程　规则　方案或规划　预算
3. 程序化决策　非程序化决策
4. 确定型决策　风险型决策　非确定型决策
5. 头脑风暴法　名义群体法　德尔菲法

三、多项选择题

1. c e　2. a c d e　3. a d e　4. a b e　5. c d　6. b d

四、简答题

1. 计划职能对组织的活动具有直接的指导作用。科学、准确的计划将使工作事半功倍，反之，将事倍功半，甚至一无所得。没有计划，行动会盲目、杂乱无章，结果劳民伤财或得不偿失。计划工作的意义简述如下：

(1) 有利于减少工作的失误

(2) 有利于管理者始终把实现组织目标作为工作重点

(3) 有利于为管理过程奠定基础

(4) 有利于管理过程中的经济效益

(5) 有利于控制工作

(以上五点意义简答内容参见本章第一节)。

2. 任何完整的计划职能都需要遵循相近的步骤，工作中应用的一般步骤包括有：分析形势、确定目标、考虑计划执行的前提、提出备选方案（数种）、比较各种方案、选定方案、制订辅助计划、编制预算。(各步骤简要内容参见本章第二节)。

3. 解决问题的基本程序包括：①发现问题；②确定问题；③分析问题；④提出解决问题的备选方案（数种）；⑤比较各种方案；⑥方案具体化；⑦实施；⑧评价。(基本程序简要内容参见本章第四节)。

4. 在制订计划或解决问题过程中，决策要解决带有根本性、关键性的问题；决策要有明确的目标和可供选择的可行方案；决策前要充分综合分析方案的有利、不利因素；决策要集思广益、实事求是；决策还要勇于承担风险。

5. 德尔菲法是一种复杂、耗时的群体决策方法，此法不允许群体成员面对面开会。其作法是：

(1) 根据所确定的问题仔细设计问卷；通过问卷要求成员提供解决问题的决策方案；

(2) 每位成员匿名、独立地完成第一组问卷；

(3) 将第一组问卷结果集中编辑、汇总、誊写、复制；

(4) 将第一次问卷结果复制件发至每位成员；

(5) 在此基础上请成员再提他们的方案；

(6) 重复 (4)、(5) 步骤，直到取得大体上一致的意见。

德尔菲法可避免群体成员过度的相互影响，而且不需要参与者到场。但此方法颇费时间，而且不像相互作用的群体能提出更丰富的想法和方案。

五、论述题

1. 计划工作的原则有：

(1) 计划目标可考核性原则

制定计划时，要求提出的目标是具体的、可测量的、可考核的，否则计划后无法执行、检查及评价。

(2) 计划工作领先的原则

管理者需克服各种思想障碍，使计划职能先于其它职能，避免无计划的工作。

(3) 计划先进合理、积极可靠的原则

计划要根据实际需要，与组织自身状况、执行计划的资源条件相平衡。提出计划要量力而行，使目标既先进又合理、积极可靠。

（4）计划的弹性原则

由于未来有一定的不确定性，计划执行中常常会出现变化和不协调的情况，因此计划要留有余地，要有弹性。

（5）计划的“三维思想结构”原则

三维思想指“知识维”、“逻辑维”、“时间维”。知识维要求定计划者不凭主观经验和意识，要有丰富的知识；逻辑维要求在计划职能中明确关键问题、制定计划、实施计划等思维阶段要符合逻辑；时间维要求从酝酿、制定、实施到完成计划过程，在时间阶段上适当的划分清楚。

2. 解决问题时应注意以下问题：

（1）根据权限解决问题，解决权限内能解决的问题。

（2）问题分解　可将大问题分解为数个小问题，依据组织原则和规定逐个解决。

（3）授权下属

将分解的数个小问题分配给下属，下属可根据组织的有关政策、规则加以解决；授权下属解决问题可促使下属了解组织目标及有关政策、规定，并能增进工作自主性、积极性，锻炼能力。

（4）集思广益

解决问题过程应集思广益、畅所欲言，以便确定解决问题的适当方法。

（5）避免犹豫、求全

在解决问题时，有时可能不够十全十美。当确定解决方案后，即付诸行动，不可踟蹰不前。如果处理较复杂的问题，可向组织内外专家进行咨询。

3. 群体决策比个人决策的优点有：

（1）提供更多信息　能集思广益，从各方面提供信息；

（2）产生更多方案　群体具有更多思路和不同的决策观点；

（3）便于接受和实施　群体成员参与制定的决策更容易接受，减少决策制定后实施不利的情况；

（4）提高决策的合法性　民主决策比个人制定的决策更合法。

4. 要求按照“计划职能专题训练指导”（详见教材第四章第二节）及决策等技巧，将有关理论应用在解决问题的实践中，提出一份计划方案，并且在课常上向全班汇报。

第五章　目标管理

内容提要

第一节　目标管理的概念与特点

一、概念

（一）目标

1．概念

目标（Objectives）是指一个规划或方案所要达到的最终的、具体的、可测量的结果。

2．目标的意义

目标在管理中起主导作用。具有导向作用、激励作用、标准作用等。

3．目标的性质

组织的目标是多样的，是分层次、分等级、多重的。目标还具有可考核性。

（二）目标管理

目标管理（Management By Objectives，MBO）是由单位管理人员和工作人员共同参加目标的制定，在工作中实行自我控制并努力完成工作目标的管理方法。

二、特点

（一）目标管理是“参与管理”的一种形式

传统管理中目标常由上级管理者制定，再指派给下属。目标管理要求各层目标在上下级共同参与下制定，目标的确定者就是实现目标的执行者。

（二）目标管理是自我管理的方法

组织在实现目标中，主要是采取限期达标、时间期限明确，下属自我管理和控制的方法。

（三）目标管理是整体性的管理

是把总目标逐级分解，各分目标均必须与总目标为依据，上下各部门和人员共同努力、协调一致方能完成总体目标。

（四）目标管理强调自我评价

强调执行者自我评价执行过程中的优点和成绩、缺点和错误。要求自检、自查经常进行，寻求不断地将实现目标的进展情况反馈给个人，以调正自己的行动。

第二节　目标管理的基本过程

目标管理过程可划分为三个阶段。三个阶段形成循环周期，下一周期可提出更高的目标，周而复始。

一、制定目标

此阶段主要任务是建立一套完整的目标体系。

（一）高管理层制定总目标

（二）下属及个人制定分目标

（三）对每个具体目标进行审核

二、组织实施

主要由执行者自我管理，自行解决完成目标的方法和手段。

三、检验结果

在完成目标预定期限达到后，应及时检查和评价目标完成结果。程序是：①自检；②上下级商谈；③评价；④制定新目标，进入目标管理另一循环。

第三节 目标管理的必要性与局限性

一、必要性

（一）有利于提高计划工作水平

（二）有利于调动下级的积极性和责任感

（三）有利于进行有效的控制

二、局限性

（一）明确目标管理的意义方能有效

（二）部分考核的目标较难确定

（三）目标管理缺乏灵活性

（四）限制管理者水平的发挥

第四节 目标管理在护理管理中的应用

一、目标管理的应用

目标管理应用在护理管理中，是将护理部整体目标逐次的转变为各层次、各部门及个人目标，建立目标体系，实现具体化的管理行为，并确定完成目标的时间要求、评定检查办法，进行检查和评价，分别给以奖惩。

此节教材中以某综合医院护理部推行目标管理的具体作法来说明目标管理的实际应用。

二、应用中的注意事项

（一）充分进行目标管理的宣传教育

（二）选择的目标要恰当

（三）进行严格控制

测 试 题

一、名词解释

目标管理（Management By Objectives，MBO）

二、填空题

1. 目标是指________________________。

2. 目标管理是以__________和__________理论为基础形成的一套科学管理制度。

3．目标管理是以＿＿＿＿＿为中心的管理。
4．目标管理基本过程划分的三个阶段是＿＿＿＿＿、＿＿＿＿＿和＿＿＿＿＿。

三、多项选择题

目标在管理中的作用是

a．推动作用
b．规范作用
c．主导作用
d．导向作用
e．标准作用

四、简答题

简述目标管理的特点。

五、论述题

1．结合护理管理举例说明目标的性质。
2．分析目标管理的必要性与局限性。

参 考 答 案

一、名词解释

目标管理是由管理人员和下属共同参加目标的制定，在工作中实行自我控制并努力完成工作目标的管理方法。

二、填空题

1．一个规划或方案所要达到的最终的、具体的、可测量的结果。
2．科学管理　行为科学
3．工作目标
4．制定目标、组织实施　检验结果

三、多项选择题

a　c　d　e

四、简答题

目标管理的特点有：
(1) 是“参与管理”的一种形式
(2) 是自我管理的方法
(3) 是整体性的管理
(4) 强调自我评价
(以上要点参见本章第一节)

五、论述题

1．组织的目标具有多样性，是分层次、分等级、多重的。有总目标、辅助目标之分；随组织结构的层次、等级层层分解，构成一个目标系统。(可参照教材第五章第四节护理管理实例说明。)

目标还应具有可考核性，这是衡量目标是否有意义的尺度。

2．目标管理的必要性有：

(1) 有利于提高计划工作水平

目标管理的特点是上下级一起确定共同目标，再根据总目标，每个部门、每个职工制定分目标和个人目标，形成目标连锁。在实施目标中，不是由上级指令各种规定、程序和方法，而主要采取限期达标，是时间期限很明确的自我管理方法。因此，目标管理促使各层管理者为实现最终目标制定工作计划和实施工作计划，有利于提高计划工作水平。

(2) 有利于调动下级的积极性与责任感

目标管理可以使下级成员目的明确，自我管理，因此促使下级主动积极工作、执行决策、承担责任、减少等待依赖的被动工作，并有利于下级自我成长和发掘人才。

(3) 有利于进行有效的控制

上下级共同制定的目标及完成目标的责任制度，可以使考核的目标明确，并作为管理者进行监督、控制的标准，反馈可以促使目标的完成，并对执行中的偏差及时发现与纠正，以达到有效的控制。

目标管理的局限性为：

(1) 明确目标管理的意义方能有效

实行目标管理，需要对其概念、目的、方法、特点等充分弄懂，需要进行深入解释和宣传，使上下级充分理解方能见效，否则易于失败。

(2) 部分考核的目标较难确定

尤其在护理工作中，很多定性目标难于定量化。常常为了测量方便，选择短期目标或较为狭隘的目标或易于达到的目标，造成与长期目标脱节。

(3) 目标管理缺乏灵活性

非目标管理在制定计划后，可随情况变化不断调整，目标也可随之改变。而目标管理则使确定了的各级目标不宜更改，如果目标改变，则导致各级及个人目标要求不一致，目标管理基本过程需全部重新修订，造成工作困难。

(4) 限制管理者水平的发挥

目标管理过于注重短期可见问题的解决。在运用过程中，各层管理者容易注重自身管理的目标，阻碍各组织间的协作。由于目标管理较重视工作结果，因而易忽视常规工作的管理，致使工作秩序混乱。

第六章　护理规章制度管理

内 容 提 要

第一节　护理规章制度的重要性、特点及功能

一、规章制度的涵义

规章制度是用文字形式对各项劳动操作和管理工作的要求所做的规定，是人们在共同劳动中行动的规范和准则。

二、护理规章制度的重要性

（一）规章制度是管理的重要手段

现代管理活动的基本要素包括八个方面，在管理手段上有结构、法和人；管理内容上有人、财、物、信息和时间。通过规章制度进行管理是法制管理方法的重要体现。

（二）规章制度是现代化大生产的必然产物

医院具有现代化大生产的特点，需要医、护、技、工各类人员分工协作，因此需要通过规章制度建立正常的工作秩序。

（三）规章制度是医院和护理工作客观规律的反映。

护理工作具有细致、复杂、涉及面广、严格的连续性、科学技术性和服务性强等特点，而且“健康所系，生命相托”，责任重大，必须建立科学的规章制度，以使护理人员有章可循。某些规章制度是护理人员长期工作实践的经验总结。

（四）规章制度是提高工作效率和护理质量、防止差错事故的重要保障。

规章制度使共同劳动有序、协调、操作科学合理、节时省力等，使工作人员提高效率和质量、防范差错事故的发生。

三、护理规章制度的基本特点

（一）规范性　规范人们的行为。

（二）强制性　规章制度由强制力保证实施。

（三）平等性　对组织和个人均具有同等约束力。

（四）稳定性　经权力机构制定的规章制度具有权威性、严肃性，不得随意修改，必须保持相应的稳定性。

（五）综合性　规章制度具有多方面的功能，可对组织各方面活动进行集中、全面、有效的管理。

（六）两重性　包括：

1. 社会属性和自然属性

即一方面起到调正人与社会的关系，是个人与集体及与国家利益的关系准则，此为社会属性；另一方面调正人与自然的关系，例如解决护理人员如何有效使用仪器、设备进行护理，这是自然属性。

2. 科学性和局限性

规章制度从本质上说属于认识范畴。它可以正确地反映客观事物，也可能歪曲地反映客观事物。因此，对规章制度要辩证地认识。

3. 积极性和消极性

例如使工作人员强制地执行正确的规章有积极性的一面，而也有可能使错误的规章强力执行，对工作人员而言，被动的遵从行为也有消极性的一面。

第二节　常见护理规章制度的类别

医院常见护理规章制度分以下几类：

一、岗位责任制

是各类规章制度的核心。它明确规定各级护理人员的岗位职责，即担负的工作范围、应负的责任及相应的权力。其作用是使事事有人管，人人有专责，办事有标准，工作有检查。使组织建立科学、合理、有效的工作秩序，完成护理的目标和任务。有以下三种类型：

（一）按行政管理职务划分的岗位职责

（二）按业务技术职务划分的岗位职责

（三）按工作任务分工设置的岗位职责

二、护理工作管理制度

包括一般管理制度和业务部门的工作制度。前者是护理行政管理部门和各科室护理人员需共同执行的工作制度，后者属各具体业务部门专用的管理制度。

三、护理技术操作规程

是对护理技术工作的程序、方法和质量等方面所作的规定。

（一）基础（基本）护理技术操作规程

是各科通用的基本技术统一规范。

（二）专科护理技术操作规程

是根据各不同专科特点，对专用的护理技术操作制定的规范。

四、护理业务管理基本制度

是护理业务管理的基本制度。包括：

（一）一般护理常规

是各科共有的一般护理业务活动常规制度或症状护理常规制度。

（二）专科护理常规

是根据不同专科医疗护理需要而制定的护理常规制度。是在基础护理的基础上，结合专科疾病的特点而形成的特定的护理工作制度。

第三节　制定护理规章制度的一般要求

一、加强理论修养

制定或修订者应具有一定的理论修养、政策水平、知识结构和思维能力。

二、掌握目的要求

制定者要了解拟订项目的目的、内容、可行性、要求以及所影响范围可能产生的结果等背景。

三、文字准确简练

为便于记忆和执行，要在重要内容不遗漏的情况下，文字尽量准确、简练、严密，防止锁碎繁杂。

四、体现民主参与

制定过程应使管理者、被管理者共同参与，既可集思广益，又利于贯彻执行，使其有群众基础。

五、遵循制定程序

制定规章制度的一般程序是：①根据有关依据提出初步草案；②组织有关人员讨论、补充、修改；③试行；④在总结的基础上再修改、完善；⑤交决策部门审核批准；⑥颁布执行。

第四节　护理规章制度贯彻实施的原则

一、加强领导，以身作则

要通过各级组织及其领导成员加强领导、组织贯彻实施，要以身作则、言传身教。

二、思想教育，宣传鼓励

通过宣传教育使人人皆知是贯彻实施规章制度的前提。贯彻技术操作规程还需进行技术训练。

三、严格管理，监督指导

贯彻实施中要一丝不苟，严管细管，持之以恒，杜绝有章不循。

四、各方协调，配套应用

医院内医、护、技、工、休之间要密切配合、互相支持，行为动作保持统一，这才有利于规章制度全面落实。

规章制度管理还要与其它管理技术配套应用，以取得综合、整体、优化的效益。

测　试　题

一、名词解释

1. 规章制度（Rule）
2. 岗位责任制
3. 护理技术操作常规

二、填空题

1. 医院常见的护理规章制度可以分为四类，即①__________；②__________；③__________；④__________。
2. 护理岗位责任制有三种类型划分，即①__________；②__________；③__________。
3. 护理工作管理制度包括__________和__________。

三、多项选择题

护理规章制度的基本特点有：

a. 综合性
b. 稳定性
c. 变通性
d. 两重性
e. 规范性

四、简答题

1. 护理规章制度的基本特点。
2. 岗位责任制的作用。
3. 制定护理规章制度的一般程序。

五、论述题

1. 护理规章制度的重要性。
2. 结合护理管理实际论述规章制度的两重性。
3. 制定护理规章制度的一般要求有哪些。
4. 护理规章制度贯彻实施的原则。

参 考 答 案

一、名词解释

1．规章制度是用文字形式对各项劳动操作和管理工作的要求所做的规定，是人们在共同劳动中行动的规范和准则。

3．护理岗位责任制是医院管理中的重要制度之一，也是各类规章制度的核心。它明确规定各级护理人员的岗位职责，即担负的工作范围、应负的责任及相应的权力。

3．护理技术操作常规属护理技术管理的基本制度。包括基础护理和专科护理技术操作规程，是对护理技术工作的程序、方法和质量等方面所作的规定。

二、填空题

1．岗位责任制　护理工作管理制度　护理技术操作规程　护理业务管理常规制度

2．按行政管理职务划分的岗位职责　按业务技术职务划分的岗位职责　按工作任务分工设置的岗位职责

3．一般管理制度　业务部门的工作制度

三、多项选择题

a　　b　　d

四、简答题

1．护理规章制度的基本特点有

(1) 规范性

(2) 强制性

(3) 平等性

(4) 稳定性

(5) 综合性

(6) 二重性　包括：①社会属性和自然属性；②科学性和局限性；③积极性和消极性。

(参见本章第一节内容提要)

2．岗位责任制是医院管理中的重要制度之一，也是各类规章制度的核心。它明确规定各级护理人员的岗位职责，即担负的工作范围、应负的责任及相应的权力。根据不同分工，科学地、具体地、有顺序地明确各班人员的职责任务，可做到事事有人管，人人有专责，办事有标准，工作有检查。既有分工又有协作，保证部门、科室及个人具有科学、合理、有效的工作秩序，完成护理的目标和任务，是加强护理管理的重要环节。

3．在制定规章制度时，一般程序是：①根据有关依据提出初步草案；②由主管部门（如护理部）组织有关人员讨论、补充；③试行；④在总结的基础上再修改、完善；⑤交决策部门（如院长会）审核批准；⑥颁布执行。

五、论述题

1．护理规章制度的重要性表现在：

(1) 是管理的重要手段，可规范人们的行为。

(2) 是现代化大生产的必然产物，现代医院具有现代大生产的特点，需要通过规章制度建立正常的工作秩序。

(3) 是医院工作和护理工作客观规律的反映，是护理人员长期工作实践的经验总结。

（4）是提高工作效率和护理质量、防止发生差错事故的重要保障。

（详见教材第六章第一节）

2. 护理规章制度的两重性主要是指所发挥的作用具有两方面不同的性质，这两方面往往紧密联系在一起，相互影响、相互制约。规章制度功能两重性的表现有：

（1）社会属性和自然属性

（2）科学性和局限性

（3）积极性和消极性

（以上每项两重性应结合护理管理实际加以说明，详见教材第六章第一节）

3. 制定护理规章制度的一般要求包括：

（1）加强理论研究

（2）掌握目的要求

（3）文字准确简练

（4）体现民主参与

（5）遵循制定程序

4. 护理规章制度贯彻实施的原则包括：

（1）加强领导，以身作则

（2）思想教育，宣传鼓动

（3）严格管理，监督指导

（4）各方协调，配套应用

（以上两题详细内容见教材第六章第三、四两节）

第七章　时间管理

内 容 提 要

第一节　概　念

一、时间的概念

马克思主义时空观认为："时间（Time）是运动着的物质的存在形式。"

二、时间的本质和特征

（一）本质

时间是一种珍贵的并有价值的无形资源。

（二）特征

1. 客观性

时间是物质运动过程的持续性和顺序性，同物质一样是客观存在的，是永恒的。

2. 方向性

时间流逝是有一定顺序和无法改变的方向性的。时间不能失而复得。

3．无储存性

无论你是否使用，时间都照常消耗，无法储存。

三、时间管理

时间管理就是指在同样的时间消耗情况下，为提高时间的利用率和有效性而进行的一系列控制工作。

第二节　时间管理目的与基本步骤

一、目的

探索如何提高时间效率和克服时间的浪费，一方面是由于发展生产力的客观需要，另一方面是由于人们自身对社会贡献和成就的需要。

时间管理研究可深刻认识时间的特征，掌握科学安排和使用时间的有效方法，使自己真正控制时间而不被时间支配，对时间资源进行科学、明智的使用。

二、时间管理的基本步骤

（一）列出目标

为自己和所管理的部门设定目标。

（二）按照重要性排出目标的次序

要确保对最重要的目标给以最高的优先权。

（三）列出为实现目标所必须的具体活动。

（四）为实现每个目标所需进行的各种活动排出先后顺序

（五）按照事件的优先顺序排出活动日程

第三节　管理者对时间管理应具备的基本条件

一、应具有时间观念

具有管理时间资源的自觉性和提高效率的意识是有效管理时间的基础。强烈的时间观念来自环境压力和个人的责任感、成就欲及明确的生活目标。

二、应具有时间成本效益观念

时间成本效益，即支出的单位时间所获得的“目标效果”。力争使用较少时间去获得最大成果。

三、应具有时效观念

即不要错过时机。机会是人们达到目标最有利的特殊条件。

四、应具有定量控制有限时间的能力

即具有科学计划时间和保证按计划执行的能力。

（五）应具有鉴别关键工作的能力

即具有凭借自己的判断，区别工作主次，把主要精力用在重点工作上的自我控制能力。

六、应具有提高工作效率的技巧与技能

提高工作效率的技能是人的各种能力的综合。管理者也应学习和掌握节约与灵活运用时间的技巧。

第四节　时间管理的策略

一、充分利用自己的最佳工作时区

即充分利用自己生命周期、生活周期中精力最佳时间做最重要的工作。

二、消耗时间计划化、标准化、定量化

有计划、有标准、定量的消耗时间，可以对个人的时间支出进行有效的控制。

三、评价浪费时间和分析影响因素

浪费时间是指花费的时间对实现组织目标和个人目标毫无意义。

评价浪费的时间是时间管理的反馈，以便有针对性的克服。

浪费时间的原因有主、客观两个方面，常见具体原因有若干（见教材表2—1）。

四、保持时间利用的连续性和弹性

即集中使用时间。专心做一件事，最好连续完成不间断。计划时间应留有余地。

第五节　时间管理的方法

一、ABC时间管理分类法

是将每天的事情分成ABC三类。A类最重要，B类次之，C类可以放一放。如果把AB两类事情办好，就完成了工作的80%，若电话催问C类的事，即可将此事列入B类，若亲自催问，也可划入A类。此即"有计划的拖延"。

ABC管理法主要是要抓住关键因素，以解决主要矛盾，保证重点，兼顾一般。

二、确定关键性优先性工作

包括两方面含义：①最重要、最有价值的工作；②需要首先处理的紧急问题，并属个人职责范围。

三、时间管理记录统计法

是对所花费的时间进行记录和总结，并可分析浪费时间的因素，以制定节约时间措施。

记录形式可利用台历或效率手册等。

测　试　题

一、名词解释

1. 时间（Time）
2. 时间管理（Time management）
3. 浪费时间

二、填空题

1. 时间的特征有__________、__________、__________；时间的本质是：____________________。

2. 确定关键性优先性工作包括两方面含义：①____________________；②____________________。

三、多项选择题

1. 时间的特征有：
a. 珍贵性
b. 方向性
c. 客观性
d. 连续性
e. 公平性

2. 时间的本质是：
a. 时间就是生命
b. 时间就是金钱
c. 时间就是知识
d. 时间就是资源
e. 时间就是财富

四、简答题

1. 简述时间管理的目的。
2. 时间管理的基本步骤。
3. 简述常用时间管理的策略。

五、论述题

1. 管理者应具备哪些时间管理的基本条件。
2. 举例说明何为浪费时间，其主要影响因素。
3. 举例说明在时间管理中，A B C 类事件的分类特征。

参考答案

一、名词解释

1. 时间（Time）是运动着的物质的存在形式。
2. 时间管理（Time management）就是指在同样的时间消耗情况下，为提高时间的利用率和有效性而进行的一系列的控制工作。
3. 浪费时间是指花费的时间对实现组织目标和个人目标毫无意义。

二、填空题

1. 客观性　方向性　无储存性
2. 最重要、最有价值的工作　需要首先处理的紧急问题

三、多项选择题

1. b　c　　2. d

四、简答题

1. 人们探索如何提高时间的效率和克服时间浪费，一方面是由于发展生产力的客观需要，另一方面是由于人们自身对社会贡献和成就的需要。
时间管理的研究，可发现时间消耗的各种规律，深刻地认识时间的特征，并在实践中掌握科学安排和使用时间的有效方法，使自己真正控制时间而不被时间支配。对时间资源进行科学、明智的使用。
2. 有效的时间管理过程包括以下基本步骤：
（1）列出目标；
（2）按照重要性排出目标的次序；
（3）列出为实现目标所必须进行的具体活动；
（4）为实现每个目标所需进行的各种活动排出先后顺序；
（5）按照事件的优先顺序排出活动日程。
（参见本章第二节）

3. 常用时间管理的策略有：

(1) 充分利用自己的最佳工作时区。

(2) 消耗时间计划化、标准化、定量化。

(3) 评价浪费时间和分析影响因素。

(4) 保持时间利用的相对连续性和弹性。

(参见本章第四节)

五、论述题

1. 管理者对时间管理应具备的基本条件：

(1) 应具有时间观念

(2) 应具有时间成本效益观念

(3) 应具有时效观念

(4) 应具有定量控制自己有限时间的能力

(5) 应具有鉴别关键工作的能力

(6) 应具有提高工作效率的技能与技巧

(详见教材第三节)

2. 浪费时间是指花费的时间对实现组织目标和个人目标毫无意义。如护士利用班上时间替朋友买药或请大夫会诊；则对实现护理目标毫无意义；护士利用下班时间每日去舞厅跳舞，则对完成个人学习目标毫无意义。这种浪费时间的影响因素是主观的，此外还有客观因素影响到对时间的消耗。(详见教材第七章第四节)

3. A B C 时间管理分类法中，A 类的事情最重要，B 类次之，C 类可以放一放。A 类事件的特征是①最重要；②最迫切；③后果影响大。B 类的事情①重要；②一般迫切；③后果影响不大；C 类的事①无关紧要；②不迫切；③影响小或无后果。

以上应举护理中的实例加以说明。(参见教材第七章第五节)

第三篇　组织职能

第八章　组织结构与组织设计

内容提要

第一节　组织与组织结构

一、组织

管理学上的组织（Organization）是指按一定目标所形成的权责角色结构。

二、正式组织与非正式组织

（一）正式组织（Formal organization）

即通过设计而形成的职务或职位结构。

（二）非正式组织（Informal organization）

是不具有自觉的共同目标的成员自然的联合方式。

三、组织结构

（一）概念

组织中对各个组成部分的搭配和排列称为结构。组织结构（Organizational structure）是表现组织各部分排列顺序、空间位置、聚集状态、联系方式以及各要素之间相互关系的一种模式，是执行管理任务的结构。组织结构在管理系统中起到“框架”作用。

组织结构可以被分解为复杂性、正规化和集权化三种成分。（详见教材第八章第一节）

（二）组织图

组织图（Organizational chart）又称组织树。是用图表形式表明正式组织整体结构、各个组织部门职权关系及主要功能。其垂直形态显示权力和责任的关系，水平形态表示分工与部门化的情况。

（三）组织结构的基本类型

一般的组织结构有五种类型，即直线型、职能型、直线—职能参谋型、矩阵式、委员会组织；近些年还发展出一些新型组织，如团队结构等。各类型组织结构各有其优缺点，并适用于完成不同的任务。

第二节　组织设计

一、概念

组织设计是把一个单位的组织要素如任务、责权、工作程序等合理组合并加以制度化的动态设计过程。主要包括两个方面：①将组织总目标和需要完成的全部任务，分配到群体和个人，明确职责权限、工作程序、进行合理配置，建立有效的相互关系。②设计同时要考虑组织内部诸要素的协调和外部环境的影响。设计的结果形成组织结构。

二、内容

包括个体工作的设计、群体工作的设计和组织结构的设计。

（一）个体工作设计或称职务设计（Job design）

个体工作设计是解决组织向其成员分配工作任务和职责方式的问题。是管理者对职务进行设计安排，以反映组织对成员个人的技术要求及技能需要，其目的是提供高度内在激励、高质量工作成果、高度工作满意感和低缺勤率与低人员流动率的工作。

目前工作设计的趋势是从本世纪初的工作简单化、专业化朝着工作扩大化和丰富化的方向发展。

（二）群体设计

由于工作性质等条件，有些工作需要组成群体组织。进行群体任务设计，可以促进相互协作、人员的工作满意程度和潜力得到发挥。

1. 影响因素

在群体设计中，需要考虑工作程序的特点、技术因素和人的社会需要三个主要影响因素。

2. 设计方法

群体组合包括组织全部任务和人员的安排。具体设计可分为两个阶段：第一阶段明确组织任务、工作程序和人员情况，注意其相互依赖性、交往沟通的频数和共同的信息资源。第二阶段对任务和人员构成活动区，评价活动区之间的联结关系，确定执行任务的活动组，即构成各类群体。

（三）结构设计

组织设计的核心是结构设计。要将组织设计成有较好适应性的结构，应根据组织承担任务量的大小和特点、技术复杂性、内外环境等多方面影响因素来考虑。

三、组织设计应遵循的原则

（一）专业化与劳动分工原则

即将全部工作划分成各种专业化的服务，再分配到群体或个人，形成不同的部门。合理分工是组织设计的核心。劳动分工使不同职员持有的多样技能得到有效的利用。

（二）等级原则

将组织的职权、职责按上下级关系划分。上级指挥下级、下级听从上级指挥，组成垂直等级结构。

（三）目标统一原则

所设计的每个部门均须有助于组织目标的实现。各部门和科室的分目标必须服从组织的总目标。

（四）责权一致原则

组织中的一些部门或人员所负责的任务，应赋予相应的职权，即职权和职责保持对等。

（五）管理宽度原则

管理宽度（Span of management）是指管理人员有效地监督、指挥、管辖其直接下属成员数量的限度。此原则要求所设计的组织部门或岗位管理宽度要适宜。影响管理宽度的因素较多。

（六）最少层次原则

组织结构要做到合理、有效地运转，其管理层次应尽可能的少，层次增多会增加沟通困难。

（七）直线参谋原则

即把一部分职务和人员划为直线组织，行使组织指挥职能，把另一部分职务和人员划为参谋组织以支持和协助直线组织的活动。

（八）权变原则

现代管理认为，并不存在唯一的“理想”组织结构适合所有情况，应根据各种权变因素进行理想的组织设计。影响组织设计的主要权变因素有：①组织的战略目标；②规模；③技术；④环境等。（详见教材第八章第二节）

测 试 题

一、名词解释

1. 组织（Organization）
2. 组织结构（Organizational structure）
3. 组织图（Organizational chart）
4. 正式组织（Formal organization）
5. 非正式组织（Informal organization）
6. 团队结构（Team structure）
7. 组织设计（Organizational design）
8. 个体工作设计或职务设计（Job design）
9. 管理宽度（Span of management）

二、填空题

1. 管理学上的组织是指__________________。
2. 构成正式组织的三个必要条件是__________、__________、__________。
3. 组织结构可以被分解为三种成分，即________、________和________。
4. 一般组织结构的基本类型有________、________、________、________、________。
5. 权威管理学家称传统意义上的组织结构为__________；对新型的组织结构称为__________。
6. 团队组织结构常见类型有：__________、__________、__________。
7. 组织设计中的群体设计需考虑的主要影响因素有________、________、________。
8. 组织内的职权是__________________。

9. 职责应分为________和________。授权时应授予________，________永远不能下授。

10. 影响组织设计的主要权变因素有：________、________、________、________。

三、多项选择题

1. 管理学上组织的定义是
   a. 人群的集合体
   b. 实现目标的工具
   c. 有明确目的和系统性结构的实体
   d. 按一定目标所形成的权责角色结构
   e. 职、权、责、利四位一体的机构

2. 组织图可提供出组织的信息有
   a. 集中与分散
   b. 集权与分权
   c. 指挥与指导关系
   d. 部门分工与任务
   e. 管理功能与范围

3. 有机式组织结构的特点有
   a. 复杂化
   b. 正规化
   c. 集权化
   d. 分权化
   e. 适应性

4. 直线—职能参谋型组织结构的优点有
   a. 分工较细
   b. 可统一指挥
   c. 严格责任制
   d. 减轻上层管理者负担
   e. 能充分发挥职能机构管理作用

5. 团队组织结构的优点是
   a. 发挥协同作用
   b. 稳定、正规
   c. 反应迅速
   d. 促进成员参与
   e. 打破部门界限

6. 工作丰富化的职务设计要求
   a. 任务专门化
   b. 工作复杂化
   c. 工作标准化
   d. 更多自主权
   e. 更多参与权

四、简答题

1. 组织图可为护理管理者提供哪些信息？
2. 目前个体工作设计的发展趋势如何？
3. 个体工作设计中工作丰富化的要求？
4. 在组织设计中，影响管理宽度的因素有哪些？
5. 团队结构比传统组织的部门结构有何优点？

五、论述题

1. 何为集权与分权？各自的优缺点及近年来的趋势。
2. 组织设计应遵循哪些基本原则？
3. 何为组织设计的权变原则？影响组织设计的主要权变因素有哪些？

参 考 答 案

一、名词解释

1. 组织一般解释为人群的集合体。管理学上的组织指按一定目标所形成的权责角色结构，如医院、学校、护理部、病房等。是职、权、责、利四位一体（既有职位又有权力，既有责任又有利益）的机构。

2. 组织中对各个组成部分的搭配和排列称为结构。组织结构是表现组织各部分排列顺序、空间位置、聚集状态、联系方式以及各要素间相互关系的一种模式，是执行管理任务的结构。

3. 组织图又称组织树。是用图表形式表明正式组织整体结构、各个组织部门职权关系及主要功能。其垂直形态显示权力和责任的关系，水平形态表示分工与部门化的情况。

4. 正式组织是通过设计而形成的职务或职位结构。

5. 非正式组织是不具有自觉的共同目标的成员自然的联合方式。

6. 团队结构是当今盛行的一种组织运作形式。团队是由来自组织同一等级不同工作领域（不同部门）的成员为完成一项任务而组成的，是通过其成员的共同努力能够产生积极协同作用，其团队成员努力的结果使团队的绩效水平远大于个体成员绩效的总和。

7. 组织设计是把一个单位的有关组织要素如任务、责权、工作程序等合理组合并加以制度化的动态设计过程。

8. 管理者对职务进行设计安排，以反映组织对成员个人的技术要求及技能需要，其目的是提供高度内在激励、高质量工作成果、高度工作满意感和低缺勤率与低人员流动率的工作。个人工作设计是解决组织向其成员分配工作任务和职责方式的问题。

9. 是指管理人员有效地监督、指挥、管辖其直接下属成员数量的限度。

二、填空题

1. 按一定目标所形成的权责角色结构，或是职、权、责、利四位一体的机构
2. 共同的目标　明确的信息沟通系统协作的意愿
3. 复杂性　正规化和集权化
4. 直线型　职能型　直线—职能参谋型矩阵式　委员会组织
5. 机械式组织　有机式组织
6. 问题解决型团队　自我管理型团队　多功能型团队
7. 工作程序的特点　技术因素　人的社会需要
8. 管理职位所固有的发布命令和希望命令得到执行的一种权力。
9. 执行职责　最终职责　执行职责　最终职责
10. 组织的战略目标　规模　技术　环境

三、多项选择题

1. d e
2. a c d e
3. d e
4. b c
5. a c d e
6. b d e

四、简答题

1. 组织图可为护理管理者提供的组织信息有：①组织各部门或职位之间的指挥及管辖关系；②部门或职位之间的业务指导关系；③各部门的水平划分；④人、财、物的流向；⑤组织分工，各部门的管理功能与范围；⑥集中与分散状况；⑦组织的规模。

2. 目前个体工作设计的发展趋势是从本世纪初的工作简单化、专业化朝着工作扩大化和丰富化的方向发展。

   工作简单化、专业化是采用把一项完整工作划分为一系列简单化、标准化和专门化的任务，然后把这些任务分派给单个人员去重复进行，形成流水作业，每个人从事的不是全部工作，其目的是为了最大限度地提高生产率。然而此设计方法使个人职责范围小，只是重复简单、单调的工作，易使人感到枯燥甚至厌倦，因而降低满意度与激励力，也压抑了个人成长与发展的需要。工作扩大化和丰富化的个人工作设计增加了个人工作内容的多样性，可以克

服工作中的单调和厌倦感，而且提供了成就感，需要人们提高各种技能，可使职工对工作产生兴趣，增加自主性与满意感，同时也可提高工作质量。为此目前个体工作设计朝着扩大化和丰富化的方向发展。

3. 个体工作设计中的工作丰富化，是要求使职工在工作中有更多的选择方法，评价结果和参与决策的自由，要求完成更复杂的任务、负更大的责任、有更多的自主权，因而对工作者的能力和技术也提出了更高的要求。

（详见教材第八章第二节实例）

4. 影响组织设计中管理宽度的主要因素有：①护理人员的素质、技术水平、经验；②管理者的能力；③所需完成的工作类型、性质及特点等。

5. 团队结构比传统的部门结构或其它稳定的组织形式更灵活、反应更迅速。其优点是：可以打破部门界限快速地组合、重组、解散，能促进组织成员参与决策、增强民主气氛，调动积极性，它可以作为传统的部门结构的补充形式。

五、论述题

1. 组织中主要的计划权、决策权由最高行政管理者所有，或管理者把职权和决策集中于上层组织中为集权。其优点是：管理者便于控制，精简机构，适用于基层人员素质较差、不足以担负较大责任时；缺点是易使管理者忽略下属个人行为及使工作绩效受到影响。

决策制定权力授予下层人员被称为分权化。其优点是能鼓励和培养优秀的管理人才，组织的职权和职责层次完整，组织绩效显著；分权使各层次管理者有较大的自主权，可以发挥其专长；决策者接近问题现场，对解决问题也较省时有效。缺点是分权管理在需紧急作出决策时不如集权有效率。

近年来，分权式决策的趋势比较突出。

2. 组织设计应遵循的基本原则有：

（1）专业化与劳动分工原则

（2）等级原则

（3）目标统一原则

（4）责权一致原则

（5）管理宽度原则

（6）最少层次原则

（7）直线参谋原则

（8）权变原则

（以上基本原则详见教材第八章第二节）

3. 传统管理认为理想化的组织结构使高层管理者以规则、条例、正规化、标准化来控制组织，可加强组织的稳定性和可预见性。而现代管理认为，并不存在唯一的“理想”组织结构适合所有情况，应根据各种情况来进行理想的组织设计。这一原则要求建立具有高度适应性的组织结构。影响组织设计的主要权变因素有：①组织的战略目标：认为单一任务的简单战略可用简单松散的结构，而多样化经营的组织趋向传统机械式组织；②规模，大型组织倾向于更高程度的专业化和横向、纵向的分化；③技术：常规技术需要高度结构化的组织，非常规技术要求更大的结构灵活性；④环境：传统机械式组织在稳定的环境中运作最为有效，有机式组织则与动态的、不确定的环境最匹配。现代管理强调根据实际情况设计和调整结构。

第九章　我国的卫生组织系统

内 容 提 要

第一节　我国卫生工作的奋斗目标和指导思想

我国的卫生组织是贯彻实施国家的卫生工作方针政策，领导全国和地方卫生工作，制定具体政策，组织卫生专业人员和群众，运用医药卫生科学技术，推行卫生工作的专业组织。

《中共中央国务院关于卫生改革与发展的决定》(以下简称《决定》)中对我国新时期卫生工作的大政方针有明确的表述。

一、卫生工作的奋斗目标

以马克思列宁主义、毛泽东思想和邓小平建设有中国特色社会主义理论为指导，坚持党的基本路线和基本方针，不断深化卫生改革，到2000年，初步建立起具有中国特色的包括卫生服务、医疗保障、卫生执法监督的卫生体系，基本实现人人享有初级卫生保健，国民健康水平进一步提高。到2010年，在全国建立起适应社会主义市场经济体制和人民健康需求的、比较完善的卫生体系，国民健康的主要指标在经济较发达地区达到或接近世界中等发达国家的平均水平，在欠发达地区达到发展中国家的先进水平。

二、卫生工作的方针

以农村为重点，预防为主，中西医并重，依靠科技与教育，动员全社会参与，为人民健康服务，为社会主义现代化建设服务。

三、卫生事业的性质与任务

“我国的卫生事业是政府实行一定福利政策的社会公益事业。”是《决定》对我国卫生事业性质的明确表述。

《决定》中提出的主要任务包括：积极推进卫生改革；加强农村卫生工作，实现初级卫生保健规划目标；切实做好预防保健工作，深入开展爱国卫生运动；中西医并重，发展中医药；推动科技进步，加强卫生队伍建设；加强药品管理，促进医药协调发展；完善卫生经济政策，增加卫生投入和切实加强党和政府各级组织对卫生工作的领导等。

四、卫生改革与发展应遵循的基本原则

坚持为人民服务的宗旨，正确处理社会效益和经济收益的关系，把社会效益放在首位。防止片面追求经济收益而忽视社会效益的倾向。

以提高人民健康水平为中心，优先发展和保证基本卫生服务，体现社会公平，逐步满足人民群众多样化的需求。

发展卫生事业要从国情出发，合理配置资源，注重提高质量和效率。重点加强农村卫生预防保健和中医药工作。因地制宜，分类指导，逐步缩小地区间差距。

举办医疗机构要以国家、集体为主，其他社会力量和个人为补充。

扩大对外开放，加强国际卫生领域的交流与合作，积极利用和借鉴国外先进科学技术和管理经验。

坚持社会主义物质文明和精神文明两手抓、两手都要硬。加强卫生行业职业道德建设，不断提高卫生队伍的思想道德素质和业务技术水平。

第二节　我国的卫生组织分类

按照性质和职能，我国卫生组织的设置大致可以分为三类：卫生行政组织、卫生事业组织和群众卫生组织。

一、卫生行政组织

是贯彻实施党和政府的卫生工作方针政策，领导全国和地方卫生工作，编制卫生事业发展规划，制定医药卫生法规和监督检查的机构。

二、卫生事业组织

是具体开展卫生业务工作的专业机构。按工作性质可分为：

（一）医疗预防机构

（二）卫生防疫机构

（三）妇幼保健机构

（四）有关药品、生物制品、卫生材料的生产、供销及管理、鉴定机构。

（五）医学教育机构

（六）医学研究机构

三、群众卫生组织

（一）由国家机关和人民团体的代表组成、以协调有关方面力量、推进卫生防病的群众卫生组织。

（二）由卫生专业人员组成的学术性团体。

（三）由广大群众卫生积极分子组成的基层群众卫生组织，以发动群众开展卫生工作，宣传卫生知识，组织自救互救活动，开展社会服务活动和福利救济工作等为主要活动内容。

第三节　中华护理学会和卫生部护理中心

一、中华护理学会（Chinese Nursing Association）

是我国卫生系统中由护理科技工作者组成的专业学术性群众团体。是中国科学技术协会所属的一个专门学会，受卫生部和中国科协双重领导。成立于 1909 年。

学会在全国 30 个省、直辖市、自治区设有分会形成网络，现有会员 33 万余名。

中华护理学会的主要任务是：团结广大护理工作者，积极加强学会组织建设，组织国内、外护理学术交流，推动护理学科普及，协助提高护理教育，开展在职护士培训，发挥卫生行政部门的咨询和助手作用，提出合理化建议，编辑出版期刊和专业图书，以及维护护理科技工作者的合法权益等。

二、卫生部护理中心（National Nursing Center）

于 1985 年 9 月建立，是卫生部领导全国护理工作的主要参谋和咨询机构之一。

其主要任务是：①负责对我国护理教育、临床护理质量控制及技术的指导；②组织护理师资及在职护理骨干的培训；③收集国内外护理科技情报资料；④开展护理科学研究等。

第四节　医院组织

一、概念

（一）医院（Hospital）的一般概念

医院是以诊治疾病、照顾患者为主要目的的医疗机构。其概念为：医院是对群众或特定的人群进行防病治病的场所，备有一定数量的病床设施、相应的医务人员和必要的设备，是通过医务人员的集体协作，以达到对住院或门诊患者实施科学的和正确的诊疗、护理为目的的医疗事业机构。(摘自卫生部《医院工作条例》)。

构成一所医院必须具备以下基本条件：

1. 医院以实施住院诊疗为主，并设有门诊部。

2. 应有正式病房和一定数量（按医院分级管理标准，不得少于20张）的病床等设施。应具备基本的医疗、休养环境及卫生管理设施。

3. 应有能力对住院患者提供合格的护理和基本生活服务，如营养饮食服务等。

4. 应有基本医疗设备，设有药剂、检验、放射、手术及消毒供应等医技诊疗部门。

5. 应有相应的、系统的人员编配。包括医务人员和行政、后勤人员。构成整体医疗功能。

6. 应有基本的工作制度，如查房、病历书写、各种技术操作、消毒隔离等医疗护理制度。以保证医疗质量和患者的安全。

（二）现代医院（Modern hospital）概念

现代医院是以收容住院为主要形式，按照防治结合的原则，实施综合治疗，开展对人群生活的全面指导、监督和保护，从而以提高人的健康素质为目的的医疗卫生机构。

此概念丰富和补充了一般医院概念，具有现实和长远意义。

二、医院的特点及对管理的启示

医院的基本特点是：以病人为主要服务对象，组织医务人员以医疗技术诊疗疾病和护理病人，这是医院系统区别于其它系统的本质特点；现代医院还具有对人群和个人提供增进健康、预防疾病、康复和长期服务等多种职能的特点。

从医院基本特点出发，在管理上应注意其特殊要求：

（一）医院工作必须以病人为中心。

（二）医院要重视医疗质量，要树立“质量第一、安全第一”的思想。

（三）医院工作科学技术性强。要重视人才培训和技术建设。

（四）医院应具有多种专科技术人员和医护、医技分工协作配合。发挥整体协调与合作功能。

（五）医院要对病人提供多方面服务。

（六）医院要注意医疗工作随机性大、规范性强的特点。

（七）医院工作时间性强。诊治、抢救既要求及时性，又要求连续性。

（八）医院工作社会性、群众性强。

（九）医院医疗工作有些是脑力劳动，有些是脑、体相结合的复合型劳动，是复杂的创造型劳动。要调动医务人员的积极性。

（十）医院工作首要的是强调医疗效果，即社会效益，同时也要讲求经济效益。

三、医院的类型

医院根据不同的划分条件有各种类型。例如按收治范围、按地区、按特定承担的任务、按所有制、按卫生部分级管理制度等不同条件可以有各类型的医院（详见教材第九章第一节表3-1）。

综合医院是各类型医院的主体。

四、医院的功能

医院的基本功能有：

（一）医疗

是医院的主要功能。医疗工作以诊疗与护理两大业务为主体、医疗辅助业务密切配合，形成一个医疗整体。

（二）教学

任何医院均有此功能，即培训医务人员和其他人员。

（三）科学研究

临床医疗实践中蕴藏着无数的科研课题。

（四）预防和社会医疗服务

医院不仅治疗病人，而且要进行预防保健工作，还要开展社会医疗服务，成为人民群众健康服务的活动中心。

以上四项功能互相联系、相辅相成。以医疗为中心，与其它功能紧密结合，统筹安排，全面完成各项任务。

测 试 题

一、名词解释

1. 卫生组织
2. 卫生行政组织
3. 卫生事业组织
4. 医院（Hospital）
5. 现代医院（Modern hospital）

二、填空题

1. 中共中央国务院在______年底召开了全国卫生工作会议，并在下一年初公布了《________________》，对新时期我国卫生工作的大政方针做出了明确的规定。
2. 我国卫生事业的性质是________________________。
3. 按照性质和职能，我国卫生组织的设置大致分为三类，即__________、__________和__________。
4. 卫生事业机构是指__________________机构。
5. 医疗预防机构以承担_________任务为主；卫生防疫机构以承担_________任务为主；妇幼保健机构承担_________任务；有关药品、生物制品、卫生材料的生产、供销及管理、鉴定机构承担_________任务。
6. 中华护理学会是由_________组成的_________团体。
7. 中华护理学会成立于______年；原名为_________；于______年参加国际护士会；现有会员______余名。
8. 卫生部护理中心于______年建立，是卫生部领导全国护理工作的_________机构之一。

9. 医院的基本功能有______、______、________和________。

10. 医院的医疗工作以________为主体、医疗辅助业务密切配合，形成一个医疗整体。医疗一般分为________、________、________和________。________是第一线，________是中心。

三、多项选择题

1. 以下哪些属卫生事业组织：
   a. 职业病防治机构
   b. 疗养院
   c. 生物制品研究所
   d. 红十字会
   e. 地方病防治委员会

2. 以下属于医院工作的特点有：
   a. 科学技术性强
   b. 政策性强
   c. 普通性和目的性强
   d. 社会性、群众性强
   e. 随机性、规范性强

3. 按特定任务划分，医院类型有：
   a. 中医医院
   b. 专科医院
   c. 军队医院
   d. 企业医院
   e. 医学院校附属医院

四、简答题

1. 我国卫生工作的方针。
2. 我国卫生事业的性质。
3. 今后卫生工作的主要任务。
4. 中华护理学会的主要任务。
5. 构成一所医院的基本条件有哪些？

五、论述题

1. 今后我国卫生工作的奋斗目标。
2. 当前的卫生改革包括哪些内容？
3. 党中央国务院要求在卫生改革与发展中遵循哪些基本原则？
4. 医院有哪些基本特点？管理中应注意什么？
5. 医院的功能有哪些？

参考答案

一、名词解释

1. 我国的卫生组织是贯彻实施国家的卫生工作方针政策，领导全国和地方卫生工作，制定具体政策，组织卫生专业人员和群众，运用医药卫生科学技术，推行卫生工作的专业组织。卫生组织系统是实现卫生工作既定目标的组织保证。
2. 卫生行政组织是贯彻实施党和政府的卫生工作方针政策，领导全国和地方卫生工作，编制卫生事业发展规划，制定医药卫生法规和督促检查的机构。
3. 卫生事业机构是具体开展卫生业务工作的专业机构。
4. 医院是对群众或特定的人群进行防病治病的场所，备有一定数量的病床设施、相应的医务人员和必要的设备，是通过医务人员的集体协作，以达到对住院或门诊患者实施科学的和正确的诊疗、护理为目的的医疗事业机构。
5. 现代医院是以收容住院为主要形式，按照防治结合的原则，实施综合治疗，开展对人群生活的全面指导、监督和保护，从而以提高人的健康素质为目的的医疗卫生机构。

二、填空题

1.1996《中共中央国务院关于卫生改革与发展的决定》

2. 政府实行一定福利政策的社会公益事业

3. 卫生行政组织　卫生事业组织　群众卫生组织

4. 具体开展卫生业务工作的专业

5. 治疗疾病　预防疾病　妇女、儿童保健　保证安全用药

6. 护理科技工作者　专业学术性群众

7.1909　中华护士会　1922　33万

8.1985　参谋和咨询

9. 医疗　教学　科学研究　预防和社会医疗服务

10. 诊疗与护理两大业务　门诊医疗　住院医疗　康复医疗　急救医疗　门、急诊诊疗　住院病人诊疗

三、多项选择题

1.a　b　c　e

2.a　d　e

3.c　d　e

四、简答题

1. 以农村为重点，预防为主，中西医并重，依靠科技与教育，动员全社会参与，为人民健康服务，为社会主义现代化建设服务。

2. 我国的卫生事业是政府实行一定福利政策的社会公益事业。

3.《中共中央国务院关于卫生改革与发展的决定》中提出今后卫生工作的主要任务包括：积极推进卫生改革；加强农村卫生工作，实现初级卫生保健规划目标；切实做好预防保健工作，深入开展爱国卫生运动；中西医并重，发展中医药；推动科技进步，加强卫生队伍建设；加强药品管理，促进医药协调发展；完善卫生经济政策，增加卫生投入和切实加强党和政府各级组织对卫生工作的领导等。

4. 中华护理学会的主要任务是：团结广大护理工作者，积极加强学会组织建设，组织国内外护理学术交流，推动护理学科普及，协助提高护理教育，开展在职护士培训，发挥卫生行政部门的咨询和助手作用，提出合理化建议，编辑出版期刊和专业图书，以及维护护理科技工作者的合法权益等。

5. 构成一所医院的基本条件有：

(1) 医院以实施住院诊疗为主，并设有门诊部。

(2) 应有正式病房和一定数量的病床等设施。

(3) 应有能力对住院患者提供合格的护理和基本生活服务。

(4) 应有基本医疗设备及医技诊疗部门。

(5) 应有相应的、系统的人员编配。

(6) 应有基本的工作制度，以保证医疗质量和患者的安全。(参见本章第四节)

五、论述题

1.《中共中央国务院关于卫生改革与发展的决定》中提出卫生工作的奋斗目标是：以马克思列宁主义、毛泽东思想和邓小平建设有中国特色社会主义理论为指导，坚持党的基本路线和

基本方针，不断深化卫生改革，到2000年，初步建立起具有中国特色的包括卫生服务、医疗保障、卫生执法监督的卫生体系，基本实现人人享有初级卫生保健，国民健康水平进一步提高。到2010年，在全国建立起适应社会主义市场经济体制和人民健康需求的、比较完善的卫生体系，国民健康的主要指标在经济较发达地区达到或接近世界中等发达国家的平均水平，在欠发达地区达到发展中国家的先进水平。

2. 我国当前的卫生改革包括：改革城镇职工医疗保障制度，建立医疗保险制度，逐步扩大覆盖面，为城镇全体劳动者提供基本医疗保障。改革卫生管理体制，使各级卫生行政部门转变职能，加强卫生行业管理。要求按照区域卫生规划加强合理配置并充分利用现有卫生资源、提高卫生资源利用效率的宏观调控。改革城市卫生服务体系，积极发展社区卫生服务，逐步形成功能合理、方便群众的卫生服务网络。要求城市大医院主要从事急危重症和疑难病症的诊疗，结合临床实践开展医学教育和科研工作，并开展适宜技术，指导和培训基层卫生人员。改革卫生机构运行机制，使机构内部通过改革和严格管理，建立起有责任、有激励、有约束、有竞争、有活力的运行机制。

3. 党中央国务院要求在卫生改革与发展中遵循以下基本原则：

(1) 坚持为人民服务的宗旨，正确处理社会效益和经济收益的关系，把社会效益放在首位。

(2) 以提高人民健康水平为中心，优先发展和保证基本卫生服务，体现社会公平，逐步满足人民群众多样化的需求。

(3) 发展卫生事业要从国情出发，合理配置资源，注重提高质量和效率。重点加强农村卫生预防保健和中医药工作。因地制宜，分类指导，逐步缩小地区间差距。

(4) 举办医疗机构要以国家、集体为主，其他社会力量和个人为补充。

(5) 扩大对外开放，加强国际卫生领域的交流与合作，积极利用和借鉴国外先进科学技术和管理经验。

(6) 坚持社会主义物质文明和精神文明两手抓、两手都要硬。加强卫生行业职业道德建设，不断提高卫生队伍的思想道德素质和业务技术水平。

4. 医院工作的特点是：以病人为主要服务对象，组织医务人员以医疗技术诊治疾病和护理病人，这是医院系统区别于其它系统的本质特点；现代医院还具有对人群和个人提供增进健康、预防疾病、康复和长期服务等多种职能的特点。

由于以上基本特点，在管理上须要注意以下几个方面：

(1) 医院工作必须以病人为中心。

(2) 医院要重视医疗质量，提高医疗技术水平，树立良好的医疗作风和具备高尚的职业道德。

(3) 要求医务人员要有全面的理论知识，熟练的技术操作能力和丰富的临床经验。

(4) 医护、医技等人员要分工协作配合。发挥整体协调与合作功能。

(5) 要对病人提供多方面服务。如生活护理、临床营养治疗、休养环境等。

(6) 对病人病情应严密观察，及时处理。技术操作严格规范，一丝不苟。

(7) 诊治、抢救既要求及时性，又要求连续性。

(8) 应满足社会对医疗的要求。同时也应争取社会的支持。

(9) 调动医务人员的积极性、主动性和创造性，发挥医务人员的内在动力。

(10) 医院工作首要的是强调医疗效果，同时也要讲求经济效益。

5. 医院的功能即医院的任务。卫生部颁发的《全国医院工作条例》指出医院的任务是“以医疗为中心，在提高医疗质量的基础上保证教学和科研任务的完成，并不断提高教学质量和科研水平。同时做好扩大预防、指导基层和计划生育的技术工作。”

医院的基本功能有：

(1) 医疗

是医院的主要功能。医疗工作以诊疗与护理两大业务为主体、医疗辅助业务密切配合，形成一个医疗整体，为病人服务。

(2) 教学

任何医院均有此功能，即培训医务人员和其它人员。

(3) 科学研究

是医院提高业务水平的需要，也是发展医学科学的需要。临床医疗实践中蕴藏着无数的科研课题。

(4) 预防和社会医疗服务

医院不仅治疗病人，而且要进行预防保健工作，开展社会医疗服务，成为人民群众健康服务的活动中心。要扩大预防，指导基层，开展计划生育的技术工作，还要进行健康咨询、门诊和住院体格检查、疾病普查、妇幼保健指导、卫生宣传教育等。

以上四项功能是互相联系、相辅相成的。应以医疗为中心、医疗与其它三项功能相结合，围绕医疗工作统筹安排，全面完成各项任务。

第十章　我国的护理组织系统

内容提要

第一节　各级卫生行政组织中的护理管理机构

一、卫生部护理管理机构

卫生部下设的医政司护理处是卫生部主管护理工作的职能机构。负责为全国城乡医疗机构制定和组织实施有关护理工作的政策、法规、人员编制、规划、管理条例、工作制度、职责和技术质量标准等；配合教育、人事等部门对护理教育、人事等项工作进行管理；并通过卫生部护理中心进行护理质量控制和技术的指导、专业骨干培训和国际合作交流。

二、各省、自治区、直辖市及其下属各级卫生行政部门的护理管理机构

各省（市）、自治区卫生厅（局）均有一名厅（局）长分管医疗和护理工作。除个别省市外，地（市）以上卫生厅（局）普遍在医政处（科）配备一名主管护师（或主管护师以上技术职称）全面负责本地区的护理管理，并根据需要和条件，配备了适当的助手。部分县卫生局也配备了专职护理管理干部，对加强护理管理工作发挥了重要作用。

第二节　医院内护理组织系统

一、医院护理组织系统现状

根据卫生部规定，医院护理组织及其指挥系统设置情况：

（一）护理部（或总护士长）

县和县以上医院设护理部，实行院长领导下的护理部主任负责制。要求500床位以上的医院积极创造条件，配备专职的护理副院长，并兼任护理部主任，另设护理部副主任2名；300～500床位，或不足300床位，但医、教、研任务繁重的医院，设护理部主任1名，副主任1～2名；300床位以下的医院，设总护士长1名。

（二）科护士长

100床位或设有三个护理单元以上的科室，以及任务繁重的手术室、急诊科、门诊部设科护士长。科护士长在护理部主任的领导和科主任的业务指导下，全面负责本科的护理管理。

（三）护士长

护士长是医院病房和其它基层单位（如门诊、急诊、手术室、供应室、产房、婴儿室、ICU（重症监护室等）护理工作的管理者。病房护理管理实行护士长负责制。护士长在护理部主任（或总护士长）、科护士长领导和科主任业务指导下工作，护士长与主治医师（医师组长）共同配合负责病房全面管理工作。

根据管理宽度原则，病房一般设30～50张病床为宜。在其它独立的护理单元有5位以上护理人员时，应设护士长1名。护理任务重、人员多的护理单元，设副护士长1名。

目前我国医院均已实行护理部主任、科护士长、护士长三级管理或总护士长、护士长两级管理的护理指挥系统。

二、护理部的地位与职责

（一）护理部的地位、作用

护理部是医院管理中的职能部门，在院长或主管护理的副院长领导下，负责组织和管理医院的护理工作。它与医务行政、教学、科研、后勤管理等职能部门并列，相互配合，共同完成医院各项工作。护理部在护理垂直领导体制中具有指挥权。

护理部在医院管理和完成医疗、教学、科研和预防保健任务中具有重要作用。医院工作的质量，是医、护、教、研、防等各方面工作质量的综合反映。护理部对全院护理人员进行统一管理，通过制订各种护理技术操作规程和疾病护理常规，确立各项护理质量标准，建立完备的工作制度和规范。以及计划、培训各级护理人员等措施，以保证各项任务的完成，并不断提高护理质量。

（二）护理部主任（总护士长）基本职责

（详见教材第十章第二节）。

（三）护理部工作的基本要求

1. 加强计划、开拓进取
2. 重视反馈、掌握信息
3. 培训骨干、建设梯队
4. 继续教育、提高素质
5. 引导激励、沟通协调
6. 重视考核、管理质量
7. 深入科室、掌握实际

第三节　医院护理单位的组成及管理要求

一、门诊部（Clinic）

（一）概念

门诊部是医院的重要组成部分，是病人接受检查和治疗的主要场所，为医院诊疗的第一线。

（二）布局

门诊由三部分组成：①医疗科室；②医疗技术科室；③辅助部门。

（三）管理要求

门诊护理人员接受门诊部护士长及各科护士长双重领导。结合门诊工作特点，应建全各项规章制度，维持就诊秩序；做好病人预检、分诊工作；严格消毒隔离和预防交叉感染的管理；并应积极开展健康教育。

二、急诊室（科）(Emergency room)

（一）概念

急诊室（科）是医院抢救危重病人的场所，是体现医院医疗质量和管理质量的重要部门。

（二）布局

应设置急诊室、抢救室、观察室、治疗室、换药室和分诊台及其他附设单位。

抢救室应设置多功能抢救床及各种抢救物品、仪器、设备设施和抢救药。观察室收治病情危重、待诊、治疗观察的病人，一般可按医院总床数的5%设置观察床。一般留观三天。

（三）管理要求

护理人员要经过急诊专业和抢救技能的定向培训，有较高的业务水平、抢救技术技能熟练，有迅速敏捷的作风、严格的时间观念和救死扶伤精神。护士长要严格组织管理，并维持良好的抢救和日常工作秩序。

三、病房（Ward）

（一）概念

一个病房是由与本病房专业相应的医护人员和病人所组成。病房是住院病人接受治疗与护理，医护科技人员开展诊疗与护理的实践场所。

（二）规模

根据病房建筑的要求和护理内容的复杂程度，一般以每病房设置30至50张床的规模适宜。

（三）布局

病房分为病室和附设房间两部分。

1. 病室　按病情轻重不同可设抢救病室、危重病室和普通病室。普通病室以放置2至6张病床为宜。

2. 附设房间　设医师办公室、护士办公室（护士站）、治疗室、处置室、换药室、配膳室、储藏室、杂用室、洗漱室、污物室、厕所、会议室（示教室）、值班室、检验室等。产科病房还应设分娩室、待产室、新生儿室，儿科病房设配奶室、娱乐室。

（四）管理要求

病房管理的中心目标是为病人创造一个整齐、清洁、安静、舒适、安全的医疗环境。病室内应注意调节适宜的温、湿度，注意通风、照明及物资、设备陈设统一。应注意加强预防医院内感染的管理；实施病人起居、陪住、探视等各项规章制度；定期向病人进行健康教育和征求意见。

四、监护病房（Intensive Care Unit，ICU）

（一）概念

监护病房是危重病人集中监护单元。具有较强的医护技术力量，应用现代化仪器监护，有利于对危重病人观察、护理和抢救，同时也有利于各专科相互联合、协作诊疗，从而提高医疗护理水平。根据专业发展可设置多种类型的监护病房。

（二）布局与规模

布局应邻近手术室、血库、放射科、检验科等，并有便捷路线相通。床位约为全院总病床数的3%～4%。附设房间基本与普通病房相同。

（三）管理要求

根据监护病房类型，配备经过专门训练、有较高水平的护理人员；建立完善的抢救、监护记录、资料保管、设备使用等制度。

五、分娩室（产房）（Childbirth room）

（一）概念

分娩室是产妇完成分娩过程的关键部门，对保证产妇顺利通过产程、保障孕妇和胎儿生命安全意义重大。

（二）布局、设备

应设正常分娩室、难产室、隔离室、待产室等房间。正常分娩室应设在新生儿室与待产室中间，建筑要求与手术室相同。室内设产床、仪器、设备、药品等。

（三）管理要求

护理人员要掌握产科丰富的专业知识和熟练的护理技能；护士长应加强护理人员业务训练、落实消毒隔离等各项规章制度，预防差错与纠纷；保证护理质量。

六、新生儿室（婴儿室 Baby room）

（一）概念

新生儿室接收从出生到生后28天的新生儿。包括孕期不足28周或体重不足2500克的早产儿。

（二）布局

可设置正常新生儿室、早产儿室、隔离室、配奶室等。室内注意保持适宜的温湿度，应设有空气消毒、婴儿沐浴装置及必要的抢救药品、器械等。

（三）管理要求

工作人员应责任心强、细心耐心，掌握新生儿专业知识和熟练的抢救技术，室内严格查对和消毒隔离制度，控制参观与探视。

七、手术室（Operating room）

（一）概念

手术室是进行手术诊疗及抢救的重要单位。

（二）布局、设备

手术室需设在干燥、僻静的环境中；划分有菌区和无菌区。与手术科室病房、放射科、血库相邻近。应设专用的供电、供水系统及隔音、排气、空气过滤及温湿度调节装置。

（三）管理要求

手术室护士长要具有丰富的理论知识和实践经验，有较强的组织能力；合理配备精干的护理人员；护士要具有很强的责任心、纪律性、细心和协作精神，技术熟练、严格无菌和查对制度；做好手术器械的准备、保管、养护、维修、消毒等工作。

八、供应室（Supply room）

（一）概念

供应室是医院无菌医疗器材的供应单位。

（二）布局

应设在周围环境清洁、无污染源、相对独立的区域。室内应有足够的照明、通风、防虫、污水排放及净化设施。

供应室划分为污染区、清洁区和无菌区。

（三）管理要求

工作人员半数以上应具有护理专业技术职务，并以中青年为主，其他人员也需经培训方可上岗；各类人员应明确分工并健全岗位责任制；严格清洗、消毒、无菌程序并监测无菌效果；严格区分污染、清洁、无菌物品并分别放置；有足够的物资储备、密切配合临床保证供应。

九、预防保健科（Health protection department）

（一）概念

预防保健科亦称地段保健科、社区服务科。是医院面向所管辖社区设置的，由医师、护士组成，负责辖区内的预防保健工作。

（二）社区护理的基本概念

社区护理（Community Nursing Care）也称公共卫生护理。是结合公共卫生学与护理学的理论，应用于促进和维护群体健康。它是一种全科的、完整的业务工作，提供连续性服务，直接向个人、家庭或群体提供护理，以使全民达到健康。社区护理的任务有预防疾病或伤害、保护和促进健康三个方面。

（三）社区护理特点

1. 以健康为中心　医院临床护理多以恢复人的健康为中心，社区护理强调促进健康而不是单纯治疗护理病人。

2. 以集体为主　社区护理的基本职责是视人口群体为一整体开展工作。

3. 具有高度的自主性、独立性工作范围广，要运用流行病学方法寻找容易出现健康问题的高危人群。

4. 管案时间长　护理对象有时对个人并兼顾家庭，由于居民长期居住本社区，因此，管案时间长。

5. 加强合作　护士需与社区行政、福利、教育、集体单位多方面联系，通力协作；并与医师、康复等社区医务工作者密切合作。

（四）社区护理管理要点

1. 提高对社区卫生工作重要意义的认识，加强组织管理；

2. 建立、完善社区护理组织机构；

3. 培养社区护士和促进医院护士向社区护士转化；

4. 掌握社区护理信息；

5. 按照整体护理观念，运用护理程序于社区护理中；

6. 运用流行病学方法于社区护理；

7. 加强健康教育，是坚定地把工作重点转向预防的重要环节；

8. 加强个案及家庭访视的管理，注意研究规律；

9. 重视群体保健管理，提高群体的防病保健水平。

第四节　护士长角色模式及工作职责

一、护士长素质要求

（一）政治思想素质　要具备优秀护士和基层管理者具有的政治思想要求。

（二）专业水平　要具有护理专业知识和技能；具有自学能力及相应的学历和职称。

（三）管理能力　要具有丰富的护理管理理论知识和相应的组织管理能力。

（四）身体条件　要有健康的体魄和旺盛的精力。

二、护士长角色模式

（一）角色及对护士长期望之来源

角色是描述一个人在某位置或状况下被他人期望的行为的总和。

对护士长角色期望来源于组织、患者、护理专业价值观及规范、护理人员以及与护理相关的其它方面。

（二）护士长角色模式

有专家根据工作任务和特点，把护士长功能归纳为以下不同角色：领导者、联络者、代表者、监督者、传达和宣传者、护、患代言人、计划者、处理冲突者、资源调配者、协商谈判者、护理业务带头人等。

三、护士长岗位职责

本节分别介绍了门诊部、急诊室、科护士长、夜班总护士长、病房、ICU、手术室、供应室八种护士长工作职责。（详见教材第十章第四节）

四、护士长的培养与训练方法

（一）举办训练班

（二）短期到护理部工作

（三）定期召开会议

（四）深入科室具体帮助

（五）建立护士长手册

测　试　题

一、名词解释

1. 病房（Ward）
2. 监护病房（Intensive Care Unit，ICU）
3. 社区护理（Community Nursing Care）

二、填空题

1. 卫生部下设的________是卫生部主管护理工作的职能机构。
2. 根据管理宽度原则，病房一般设____张病床为宜。
3. 病房护理管理实行__________。
4. 目前我国医院均已实行______、______、______管理或______、______管理的护理指挥系统。
5. 护理部是医院管理中的____部门。它与__________并列。

6. 门诊由三部分组成，即①__________，②__________；③__________。

7. 急诊室（科）的观察室一般可按医院总床位的__________设置观察床。一般留观__________。

8. 病房管理的中心目标是______________________________。

9. 一般病室最适宜的温度，冬季__________，儿科为__________，夏季为__________；相对湿度为__________。

10. 监护病房的床位数大约为全院总病床数的__________。

11. 正常分娩室应设在____________________。室内产床数与病床数之比为__________。室温保持在____________，相对湿度为__________。

12. 新生儿期为__________；早产儿指____________________。新生儿室应靠近__________。

13. 正常新生儿室室温应保持在__________，相对湿度为__________。早产儿暖箱温度恒定在__________。

14. 手术室室温应维持在__________，相对湿度为__________。手术室应划分__________区和__________区。

15. 供应室应设在____________________的区域。一般划分为__________、__________和__________。

16. 社区护理的任务有_________________________、_________________________和____________________。

17. 角色的概念是______________________________。

18. 组织对个人的期望和要求一般反映在____________________中。

19. 护士长作为联络者，其功能有两个：一是__________________________；二是____________________。

三、多项选择题

1. 具有以下床位数的医院应设护理部主任
   a. 300～500
   b. 300 以下
   c. 500 以上
   d. 200～400
   e. 300 以下，但医教研任务繁重

2. 具有以下情况的科室应设科护士长
   a. 80 以上床位数
   b. 100 以上床位数
   c. 三个以上护理单元
   d. 二个以上护理单元
   e. 任务繁重的急诊室、手术室

3. 医院的门诊部由以下部分组成
   a. 辅助部门
   b. 医疗技术科室
   c. 服务部门
   d. 医疗科室
   e. 行政部门

4. 护士长角色模式包括
   a. 代表者
   b. 教育者
   c. 护理提供者
   d. 传达、宣传者
   e. 计划者

四、简答题

1. 医院护理部的地位、作用。
2. 急诊室护理管理的基本要求。
3. 病房护理管理的基本要求。

4. 手术室护理管理的基本要求。
5. 供应室护理管理的基本要求。
6. 社区护理的特点。
7. 何为角色，对护士长角色期望之来源。

五、论述题

1. 根据卫生部规定，目前我国医院内护理组织及指挥系统设置情况如何？
2. 社区护理管理中应注意抓哪些方面的工作？
3. 对护士长的素质有哪些要求？
4. 根据工作任务和特点，护士长应具有哪些角色模式？各角色的主要功能？

参考答案

一、名词解释

1. 一个病房是由与本病房专业相应的医护人员和病人所组成。病房是住院病人接受治疗与护理，医护科技人员开展诊疗与护理的实践场所。
2. 监护病房是危重病人集中监护单元。具有较强的医护技术力量，应用现代化仪器监护，连续获取各种参数，不间断地观察病情，利用先进的医疗技术分析病情，作出最有成效的及时处理，以防止并发症、降低病死率，有利于对危重病人的观察、护理和抢救，同时也有利于各专科相互联合、协作诊疗，从而提高医疗护理水平。
3. 社区护理也称公共卫生护理。是结合公共卫生学与护理学的理论，应用于促进和维护群众健康。它是一种全科的、完整的业务工作、提供连续性服务，其主要职责是视人口群体为一整体，直接向个人、家庭或群体提供护理，以使全民达到健康。

二、填空题

1. 医政司护理处
2. 30～50张
3. 护士长负责制
4. 护理部主任　科护士长　护士长三级　总护士长　护士长两级
5. 职能　医务行政、教学、科研、后勤管理等职能部门
6. 医疗科室　医疗技术科室　辅助部门
7. 5%　三天
8. 为病人创造一个整齐、清洁、安静、舒适、安全的医疗环境
9. 18～21℃　20～22℃　24～26℃　40%～60%
10. 3%～4%
11. 新生儿室与待产室中间　1∶8～10　24～26℃　55%～65%
12. 从出生到生后28天　孕期不足28周或体重不足2500克的新生儿　分娩室
13. 24～26℃　55%～65%　28～30℃
14. 22～25℃　45%～50%　有菌　无菌
15. 周围环境清洁、无污染源、相对独立污染区　清洁区　无菌区
16. 预防疾病或伤害发生　保护群众免受环境中有害物质的侵袭　促进社区人民健康
17. 描述一个人在某位置或状况下被他人期望的行为的总和

18. 各项规章、制度、规则、规定、工作细则、岗位职责

19. 建立沟通网络关系，使有效沟通正常进行　与各方面协调，建立和谐的人际关系

三、多项选择题

1.a　c　e

2.b　c　e

3.a　b　d

4.a　d　e

四、简答题

1. 护理部的地位、作用：

护理部是医院管理中的职能部门，在院长或主管护理的副院长领导下，负责组织和管理医院的护理工作。它与医务行政、教学、科研、后勤管理等职能部门并列，相互配合，共同完成医院各项工作。护理部在护理垂直领导体制中具有指挥权。

护理部在医院管理和完成医疗、教学、科研和预防保健任务中具有重要作用。医院工作的质量，是医、护、教、研、防等各方面工作质量的综合反映。护理部对全院护理人员进行统一管理，通过制订各种护理技术操作规程和疾病护理常规，确立各项护理质量标准，建立完备的工作制度和规范。以及计划、培训各级护理人员等措施，以保证各项任务的完成。不断提高护理质量。

2. 急诊室（科）是医院抢救危重病人的场所，是体现医院医疗质量和管理质理的重要部门。护理人员要经过急诊专业和抢救技能的定向培训，有较高的业务水平、抢救技术技能熟练，有迅速敏捷的作风、严格的时间观念和救死扶伤精神。护士长要严格组织管理，并维持良好的抢救和日常工作秩序。

3. 病房管理应实行护士长负责制，专科负责医师协助。病房管理的中心目标是为病人创造一个整齐、清洁、安静、舒适、安全的医疗环境。病室内应注意调节适宜的温、湿度，注意通风、照明及物资、设备陈设统一。应注意加强预防医院内感染的管理，实施病人起居、陪住、探视等各项规章制度；定期向病人进行健康教育和征求意见。

4. 手术室护士长要具有丰富的理论知识和实践经验，有较强的组织能力；根据手术台数量和任务性质，合理配备精干的护理人员；要求洗手、巡回等岗位的护士具有很强的责任心、纪律性、细心和协作精神，能熟练配合手术、严格执行无菌操作、认真做好查对工作（手术部位查对、用药、输血查对，器械敷料查对、手术标本查对），杜绝一切差错事故；手术器械组护士要做好器械、敷料的准备、保管养护、维修、消毒隔离等工作。

5. 供应室应根据医院的规模、性质、任务等，配备护士长、护士、卫生员、消毒员，其中半数以上的人员应具有护理专业技术职务，并以中青年为主，其他人员也需经过培训方可上岗；各类人员应明确分工并健全岗位责任制，以便督促、检查；严格清洗、消毒、灭菌程序并按制度监测灭菌效果；严格区分污染、清洁、无菌三类物品并分别放置；物资应有足够的储备，密切配合临床保证供应合格的无菌物品。

6. 社区护理的特点有：

（1）以健康为中心

（2）以集体为主

（3）具有高度的自主性、独立性

（4）管案时间长

(5) 需与各方面加强合作

(具体内容参见本章第三节)

7. 角色是描述一个人在某位置和状况下被他人期望的行为的总和。对护士长角色的期望来源于以下几方面:

(1) 组织　包括所在医院、科室、护理组织等。组织的期望和要求一般反映在各项规章制度、规则、规定、工作细则和岗位职责中。

(2) 患者　患者对护士长的期望是患者权利决定的。患者的期望取决于依病情及质量标准所决定的护理需要。

(3) 护理专业　护理专业的价值观、规范及态度,要求护士长维持专业行为,按专业价值观和规范从事。

(4) 护理人员　护士长是护士群体的管理者,行为要服从群体规范,满足护士群体利益需要。

(5) 与护理相关的其它方面　医院内,医疗、医技科室、行政及后勤各部门与基层护理均有密切联系,要求加强沟通与协作,更好地发挥医院整体功能。社会上,患者亲友与工作单位、社会服务部门等,也要与护理发生联系,均期望与护士长建立有效的沟通及相互协作。

五、论述题

1. 根据卫生部的规定,目前我国医院护理组织及其指挥系统设置情况如下:

(1) 护理部(或总护士长)

县和县以上医院设护理部,实行院长领导下的护理部主任负责制。要求500床位以上的医院积极创造条件,配备专职的护理副院长,并兼任护理部主任,另设护理部副主任2名;300～500床位,或不足300床位,但医、教、研任务繁重的医院,设护理部主任1名,副主任1～2名;300床位以下的医院,设总护士长1名。

(2) 科护士长

100床位或设有三个护理单元以上的科室,以及任务繁重的手术室、急诊科、门诊部设科护士长。科护士长在护理部主任的领导和科主任的业务指导下,全面负责本科的护理管理。

(3) 护士长

护士长是医院病房和其它基层单位(如门诊、急诊、手术室、供应室、产房、婴儿室、ICU(重症监护室)等)护理工作的管理者。病房护理管理实行护士长负责制。护士长在护理部主任(或总护士长)、科护士长领导和科主任业务指导下工作,护士长与主治医师(医师组长)共同配合负责病房全面管理工作。

根据管理宽度原则,病房一般设30～50张病床为宜。在其它独立的护理单元有5位以上护理人员时,应设护士长1名。护理任务重、人员多的护理单元,设副护士长1名。

目前我国医院均已实行护理部主任、科护士长、护士长三级管理或总护士长、护士长两级管理的护理指挥系统。

2. 伴随社区护理需求日益迫切和我国卫生改革与发展,加强社区护理管理任务更为重要,应注意加强以下方面的工作:

(1) 提高对社区护理工作重要意义的认识,加强医院预防保健科的组织建设及力量;

(2) 建立完善社区护理组织机构;

(3) 培养社区护士和促进医院护士向社区护士转化;

(4) 掌握社区护理信息;

(5) 运用护理程序于社区护理，按照整体护理观念开展社区护理；
(6) 应用流行病学方法于社区护理；
(7) 加强社区健康教育工作；
(8) 加强个案及家庭访视的管理；
(9) 重视社区中群体的保健管理。

3. 对护士长的素质要求有很强的社会性和时代性，不同国家、不同时代有不同要求。目前我国对护士长的基本要求有以下几方面：

(1) 政治思想素质　主要从作为一个优秀护士和合格的基层管理者两个角度考虑。
(2) 专业水平　主要是从应具有的护理专业业务知识和技能、业务自学能力及学历、职称要求考虑。
(3) 管理能力　主要要求具有丰富的护理科学管理理论知识及组织管理能力两角度考虑。
(4) 身体条件　要求健康的体魄和旺盛的精力。(详细内容参见教材第十章第四节)

4. 根据工作任务和特点，护士长应具有以下角色（应同时列出各角色主要职责，详见教材第十章第四节）

(1) 领导者
(2) 联络者
(3) 代表者
(4) 监督者
(5) 传达和宣传者
(6) 护、患代言人
(7) 计划者
(8) 处理冲突者
(9) 资源调配者
(10) 协商谈判者
(11) 护理业务带头人

第十一章　护理人员管理概述

内容提要

第一节　护理人员管理概念及基本要求

一、概念

人员管理也称人员配备 (Staffing)；或称人力资源管理 (Human resource management)。是对各种人员进行恰当而有效的选聘、培训和考评。其目的是为了配备合适的人员去充实组织机构中所规定的各项服务，以保证组织活动的正常进行，进而实现组织的既定目标。

二、重要性

人力资源是最重要的资源，管理中的人本思想强调以人为中心，充分发挥人的作用。人员管理可以发现、选聘和培养最优秀的人才，达到人尽其才、发挥人的积极性的目的。人员管理可以使管理人员知人善任、提高工作效率，保证组织任务的完成。同时可以为组织的发展提供人力资源的储备，适应不断变革的形势的需要。人员管理是护理管理者全部管理工作中极为重要的职责。

三、人员管理的基本要求

（一）职务要求要明确

即对组织设置的职务及人员职责要求要明确。如若不明确，则使人员不了解特定职务的相对重要性与任务，影响工作效果，也无法有目的的培训和依标准考核人员。

（二）责、权、利要一致

即职责、权力、利益（待遇）一致。足够的权力能使人员担当所负的责任，相应的利益可调动积极性，促使其根据目标，竭尽全力完成组织赋予的使命。

（三）竞争要公平

在选拔人才、晋升职称、推荐进修、委派任务、考核聘用、利益分配等人员管理的每个环节均应遵循公平原则。否则会严重挫伤积极性。公平竞争也才能得到最合适的人选。

（四）用人要扬长避短

人无完人，管理者应知人善任、扬长避短。一个人只有处在最能发挥其才能的职位上，工作才能获最佳效果，组织才能获最大受益。

（五）人员管理要系统化

对人员的管理要综合考虑，不仅是使用，同时要注意培训、考评。

第二节　护理人员素质要求和不同角色职责

一、我国护理人员概况

根据 1998 年底卫生部统计资料：全国现有各级各类医院 16468 个；其中县及县以上医院有 15277 个。农村乡（镇）卫生院有 50071 个。全国开放病床数为 291.4 万张，其中县及县以上医院为 212.4 万张。

全国总计有护理人员 121.88 万人；约占卫生技术人员总数 442.4 万人的 27.6%。护理人员中，有护师及以上技术职务的人员 74.51 万人，护士职称人员 47.37 万人，护理员无准确数字。大约护理人员的 74.4%分布在城市，25.6%分布在县及县以下医疗单位。县及县以上医院医生与护理人员之比为 1∶1.1。全国平均每万人口拥有护士人数为 10 人。

二、护理人员素质要求

（一）道德

即良好的医德，高尚的思想情操。包括具有强烈的事业心和责任感；实事求是；勇于钻研探索；审慎细致；谦虚谨慎和高尚的人道主义精神。

（二）心理

包括思维、情感和意志方面的要求。思维上要认真观察病情和思考，正确判断并及时处理；情感上要对患者深切同情和负责，把解除患者疾苦作为天职并以乐观的情绪影响之；意志上目的明确、行动自觉、处事果断、顽强工作并有良好的自制力。

（三）性格

即经常性的态度与行为习惯。护理人员应开朗、勤快、耐心、和蔼、仔细认真、文雅整洁。

（四）学识

即学历和知识。知识是能力的前提，丰富的多方面的知识对护理极为重要。

（五）技能

即运用各种护理技术操作、沟通交往与解决问题的能力；熟练的技能称为技巧。

三、不同技术职务护理人员职责

（一）主任护师职责

（二）主管护师职责

（三）护师职责

（四）病房护士职责

（五）护理员职责

（以上职责具体内容见教材第十一章第二节）。

第三节 现代护理工作范围的扩大和角色延伸

一、影响护理专业发展的因素

主要影响因素有：科学技术的进步和医学科学的发展；人类疾病构成的显著变化；人类"健康"观念的觉醒和人们对自我保健知识需求的增加；社会及经济的发展带来的新问题以及世界卫生组织 1977 年提出的"2000 年人人享有卫生保健"目标的要求等。

二、护理范围的扩大

（一）现代护理职能范围

按照 1970 年世界卫生组织护理专家委员会的报告：完整的护理工作应当为健康和疾病的五个阶段服务，即：维护健康阶段；疾病威胁阶段；疾病早期阶段；临床治疗阶段和恢复阶段。这些任务使护士担负起"促进健康、预防疾病、恢复健康、减轻痛苦"重要职责。工作场所从医院扩大到社区和家庭；工作对象从个体扩大到群体；工作内容从疾病护理扩大到身心整体护理和预防保健；护理教育发展到中、高等多层次教育。

（二）关于"整体护理"的观念

整体护理（Holistic nursing）的概念是对服务对象所给予的护理应包括生理、心理、社会、文化、精神等各个方面。是以整体人为中心，以护理程序为基础，以现代护理观为指南，实施身心整体护理。这是一种护理观念，其宗旨是以服务对象为中心，服务对象可以是个体的人（病人或健康的人），也可以是群体。

（三）护士角色的延伸

护士已从单纯的护理给予者扩展为以下多重角色：①提供照顾者；②教育者；③咨询者和顾问；④管理者；⑤合作者和协调者；⑥病人利益维护者；⑦研究者和改革者。

在护理实践中出现了不同职责的新角色。例如：初级卫生保健护士；责任护士；临床护理专家；护理开业人员；家庭护理专家；各层次护理教育者；护理顾问等。

测 试 题

一、名词解释

1. 人员管理或人员配备（Staffing），或人力资源管理（Human resource management）
2. 整体护理（Holistic nursing）

二、填空题

1. 根据 1998 年底卫生部统计资料：全国现有各级各类医院__________个；其中县和县以上医

院有______个，农村乡（镇）卫生院有______。全国开放病床数为______万张，其中县及县以上医院为______万张。

2. 根据1998年底卫生部统计资料：全国有护理人员总数为______万人；约占卫生技术人员总数______万人的______%。护理人员中，有护师及以上技术职务的人员______万人，护士职称人员______万人。大约护理人员的______%分布在城市，______%分布在县及县以下医疗单位。县及县以上医院医生与护理人员之比为______。全国平均每万人口拥有护士人数为______人。

3. 自1979年开始我国建立的护理人员技术职务序列中，高级技术职务有______、______；中级为______；初级包括______、______。

4. 目前我国医院内护理行政管理职务系列为：______、______、______、______。

5. 联合国世界卫生组织（WHO）于______年第______届世界卫生大会上提出了"______"的目标。

6. WHO护理专家委员会提出完整的护理工作应当为健康和疾病的五个阶段服务，即：______、______、______、______和______阶段。

7. 整体护理的观念要求以______为中心，以______为基础，以现代护理观为指南。

三、多项选择题

1. 在现代护理中，护士的多重角色包括：
   a. 教育者
   b. 资源调配者
   c. 合作者
   d. 顾问
   e. 改革者

2. 伴随护理范围扩大，实践中出现的新护理角色包括
   a. 初级保健护士
   b. 护理顾问
   c. 研究者
   d. 提供照顾者
   e. 护理开业人员

四、简答题

1. 护理人员管理的基本任务。
2. 影响护理专业发展的主要因素有哪些？
3. 在现代护理的实践中又延伸出哪些新的护理角色？

五、论述题

1. 护理人力资源管理的重要性。
2. 护理人员管理中有哪些基本要求？
3. 对护理人员的素质有哪些基本要求？
4. 护师的基本职责有哪些？
5. 概述现代护理的职能范围。
6. 随现代护理观念的转变，护士承担哪些专业角色？

参 考 答 案

一、名词解释

1. 人员管理是对各种人员进行恰当而有效的选聘、培训和考评。其目的是为了配备合适的人

员去充实组织机构中所规定的各项职务，以保证组织活动的正常进行，进而实现组织的既定目标。

2. 整体护理是对服务对象所给予的护理包括生理、心理、社会、文化、精神等各个方面。是以整体人为中心，以护理程序为基础，以现代护理观为指南，实施身心整体护理。这是一种护理观念，其宗旨是以服务对象为中心，服务对象可以是个体的人（病人或健康的人），也可以是群体。

二、填空题

1. 16468 个　15277 个　40071 个　291.4 万张　212.4 万张

2. 121.88 万人　442.2 万　27.6%　74.51 万人　47.37 万人　74.4%　25.6%　1∶1.1　10 人

3. 主任护师　副主任护师　主管护师　护师　护士

4. 专职护理副院长　护理部正、副主任（含正、副总护士长）　科护士长　护士长

5. 1977 年　第三十届　2000 年人人享有卫生保健

6. 维护健康阶段　疾病威胁阶段　疾病早期阶段　临床治疗阶段　恢复阶段

7. 整体人　护理程序

三、多项选择题

1. a　c　d　e

2. a　b　c　e

四、简答题

1. 人员管理的基本任务主要有选聘、培训和考评三个方面。选聘包括从外部招聘、接收毕业生、内部调整和晋升等方式；选聘前，要对人员需求进行预测和规划，使编制数和群体结构中各类人员设置合理；对所选人员要合理聘任和使用，用合适的方式委派其合适的岗位，并给以相应的待遇，做到人尽其才，调动其积极性。培训包括对在职人员的教育与训练，其目的既是保持各岗位人员的质量，又能使其智力延伸，为组织发展做准备。考评即考核评价，是对人员的质量控制。通过考评知人善任、扬长避短，还可以此为依据进行奖惩。

2. 影响护理专业发展的主要因素有：

(1) 科学技术的进步及医学科学的发展；

(2) 人类疾病构成的显著变化；人类平均寿命的延长；

(3) 人类"健康"观念的觉醒，医学模式的转化；

(4) 社会及经济的发展；

(5) WHO 提出的"2000 年人人享有卫生保健"目标。

3. 伴随护理范围的扩大、护理活动和服务方式的变化，在实践中出现了不同职责的新角色。例如：初级卫生保健护士、责任护士、临床护理专家、护理开业人员、家庭护理专家、各层次护理学校护理教育者、医院或政府机构的护理顾问、护理研究者以及经营与健康保健服务有关公司的企业家等。

五、论述题

1. 人力是最重要的资源，管理的人本思想，强调以人为中心，充分发挥人的作用。

人员管理可以发现、选聘和培养最优秀的人才，达到人尽其才，发挥人的积极性的目的，可以知人善任，提高工作效率，保证组织任务的完成。同时人员管理，可以为组织的发展提供人力资源的储备，适应不断变革形势的需要。人员配备是护理管理者的重要职责，在整

个管理过程中极为重要。

2. 人员管理的基本要求：

(1) 职务要求要明确
(2) 责、权、利要一致
(3) 竞争要公平
(4) 用人要扬长避短
(5) 人员管理要系统化

（参见本章第一节）

3. 作为护理人员，面对被疾病和危险缠绕着有复杂心理变化的个体，担负“健康所系、生命相托”的重要责任，应具有以下基本素质：

(1) 道德方面
(2) 心理方面
(3) 性格方面
(4) 学识方面
(5) 技能方面

（参见本章第二节）

4. 护师职责

(1) 在病房护士长领导下和主管护师指导下进行工作。
(2) 参加病房的护理临床实践，指导护士正确执行医嘱及各项护理技术操作规程，发现问题，及时解决。
(3) 参与病房危重、疑难病人的护理工作，及难度较大的护理技术操作。带领护士完成新业务、新技术的临床实践。
(4) 协助护士长拟订病房护理工作计划，参与病房管理工作。
(5) 参加本科主任护师、主管护师组织的护理查房、会诊和病例讨论。主持本病房的护理查房。
(6) 协助护士长负责本病房护士和进修护士的业务培训，制订学习计划，组织编写教材并担任讲课。对护士进行技术考核。
(7) 指导护生临床实习及部分临床教学工作。
(8) 协助护士长制订本病房的科研、技术革新计划，提出科研课题，并组织实施。
(9) 对病房出现的护理差错、事故进行分析，提出防范措施。

5. 1970年世界卫生组织护理专家委员会指出：完整的护理工作应当为健康和疾病的五个阶段服务，即：

(1) 维护健康阶段：帮助人们获得并保持最高健康水平。如预防保健、体检、防龋等。
(2) 疾病威胁阶段：防止健康发生问题。如婴幼儿、孕产妇、老年等易感染阶段的卫生指导。
(3) 疾病早期阶段：早期识别疾病，以便早期的诊断和治疗、预防不必要的痛苦或死亡。
(4) 临床治疗阶段；帮助进行治疗和预防并发症的发生。如临床护理。
(5) 恢复阶段：帮助病人避免因疾病造成残废，或争取保留最大的功能；或病人面临死亡时予以安慰和照顾，如临终关怀等。

这些任务使护士担负起“促进健康、预防疾病、恢复健康、减轻痛苦”的重要职责。工作场所从医院扩大到社区和家庭；工作对象从个体扩大到群体；工作内容从疾病护理扩大到身心整体护理和预防保健；护理教育也随着对护士知识结构要求的提高发展到中、高等的多层次教育。

6. 护士的角色反映护理人员的目标、价值观和情感。随着护理专业的发展和服务范围的不断扩大，护士角色已从单纯的护理给予者扩展为以下多重角色。

(1) 提供照顾者

运用护理程序为病人提供直接的护理服务，满足其生理、心理、社会各方面需要。

(2) 教育者

护士可以在学校、医院、家庭和社区等各种场所提供有关健康教育。

(3) 咨询者和顾问

护士作为卫生专业人员，可为服务对象提供咨询服务，为人们提供有关健康信息和建议。

(4) 管理者　护士须要管理病人及相关人员（如病人家属、护理员等）；须要管理病房环境、药品、物资等；须要控制医疗费用、进行经济核算等。

(5) 合作者和协调者　护理人员须要与服务对象、家庭成员及其他专业人员紧密配合、协调工作。

(6) 病人利益维护者（或称保护者、代言人）护士有责任保护病人的利益和权力不受损害。

(7) 研究者和改革者　护士应用科学研究方法解决护理实践中的问题，承担护理研究者的责任；同时应用变革思想不断改革服务方式，在专业发展中做出贡献。

第十二章　护理人员的编设

内容提要

第一节　人员编设的意义和原则

一、护理人员编设的意义

人员编设是人力资源规划（Human resource planning）的重要组成部分。是为确保在适当的职位配备适当数量和类型的人员，有效地为促进组织总目标实现的工作过程。

护理人员编设，在护理管理中占有重要地位。人员编设是否正确合理，比例适合，直接影响到工作效率、护理质量、服务道德、成本消耗、甚至影响护理人员的流动及流失率。因此，护理管理者要认真研究人员编制数量及合理比例，这是一项基本任务。

二、护理人员编设的影响因素

影响护理人员编设的主要因素有：

(一) 任务轻重

取决于工作数量和质量要求两个方面。工作数量主要受开放病床数、床位使用率、床位周转次数、门急诊患者人次、手术开展率等因素影响。工作质量要求根据患者的护理需要决定。

(二) 人员素质

人员训练有素，编制可以少而精，也会提高工作效率，素质差、能力低，影响工作效率，需要人多。

(三) 工作条件

包括建筑、设备、自然条件等因素。

(四) 管理水平

包括护理指挥系统的管理水平和其它相关部门的管理水平。

（五）政策规定

一些现行政策，例如公休日、病事假、产假、劳保、职工培训等各方面的政策与制度，也影响人员编设。

（六）社会影响

患者的教育背景，人为的或自然的灾害，服务对象经济状况，公费医疗制度，服务对象职业分布、年龄特征均为社会影响因素。

总之，护理人员合理编设，应综合考虑各方面的因素。

三、护理人员编设的原则

（一）满足患者护理需要的原则

所配置护理人员的数量、结构（职称、学历、年龄、护龄结构）等应满足患者的护理需要。

（二）能级对应的原则

即应使护理人员的资历、能力等与所担负的工作职级相适应。

（三）合理比例的原则

即所编设人员群体结构比例要设置合理。如高、中、初级专业技术人员；老、中、青不同资历等比例。

（四）经济效能的原则

人员编设时应考虑经济效能，即预算中的人工成本和效益。

（五）动态发展的原则

人员编设的影响因素较多，应不断进行动态调整。

第二节　护理人员编配的计算方法

一、按卫生部《编制原则》计算法

根据卫生部1978年提出的《综合医院组织编制原则试行草案》（简称《编制原则》）具体规定，介绍了计算医院人员编制的方法。

（一）医院人员总编制数计算方法

《编制原则》根据规模和担负的任务，将医院分为三类。提出病床与工作人员之比，300张床位以下的医院，按1：1.30～1.40计算；300～500张床位的按1：1.40～1.50计算；500张床位以上的按1：1.60～1.70计算。

各类人员的比例为：行政管理和工勤人员占总编制的28%～30%，其中行政管理人员占总编制的8%～10%；卫生技术人员占总编制的70%～72%；在卫生技术人员中，医师、中医师占25%，护理人员占50%，其他卫生技术人员占25%。

（二）工作量及人员配备

提出了每名护理人员担当的病床工作量及病房、门诊、急诊、住院处、供应室等各护理单元护理人员配备比例。（见教材第十二章第二节）

（三）护师以上专业技术职务的岗位设置及配备比例。

根据1985年卫生部试行专业技术职务聘任制中的规定，可考虑护师以上专业技术职务的岗位设置及配备比例。（见教材第十二章第二节）

二、按实际工作量计算法

配置医院护理人员影响因素很多，应依据医院类别、专科特点、质量要求及其它因素，通过直接的或间接的工时测定确定实际工作量，再进一步计算出编制人数和设置比例。

（一）直接进行工时测定确定工作量

工时测定即对完成某项工作任务全过程的每一环节必须进行的程序和动作所耗费时间的测定。工时测定是确定工作量的最基本方法。

工时直接测定需一系列基本步骤。

（二）利用已测定的平均工时表（或工时单位表）间接推算劳动量

即利用国家规定的标准工时表或其它单位已测定的工时表进行推算。例如现在我国大多数医院是依据1980年南京护理学分会在江苏省测定的7个医院非传染病成人病房的护理工时进行推算。

（三）按工作量计算护理人员编制

目前多数医院是按分级护理测定各类患者所需护理工时来计算实际工作量的。根据《医院护理管理》（梅祖懿、林菊英主编），简介了按工作量计算护理人员编制方法。

1. 各类患者所需护理项目及其分类

根据护理质量标准要求，各类患者所需护理项目可分为直接护理和间接护理两类。

直接护理项目是每日直接为病人提供护理服务的护理活动。

间接护理项目是为直接护理做准备的项目，以及沟通协调工作（包括会议、交接班、书写记录等）所需要的护理活动。

2. 江苏省1980年对7个医院非传染病成人病房护理工时测定结果

一级护理病人平均每日所需直接护理时间270分钟（4.5小时）；二级护理病人每日平均需用150分钟（2.5小时）。三级护理病人每日平均需用30分钟（0.5小时）。按一个病房40张床计算，每日需用间接护理时间800分钟（13.3小时），平均每一病人约可得20分钟。

3. 按工作量计算编制的具体方法：

公式Ⅰ

$$应编护士数=\frac{各级护理所需时间总和}{每名护士每天工作时间}+机动数$$

公式Ⅱ

$$应编护士数=\frac{病房床位数\times床位使用率\times平均护理时数（分）}{每名护士每日工作时间（分）}+机动数$$

公式中：

①$平均护理时数=\frac{各级病人护理时数的总和}{该病房病人总数}$

②$床位使用率=\frac{占用床位数}{开放床位数}\times100\%$

③每名护士平均每日工作时间应除去每周公休时间和法定的学习时间。

说明：(1) 床位使用率一般按93%计算。(2) 机动数一般按17%～25%计算，包括例假及婚、丧、探亲、病、事、产假等因素。

三、卫生部《医院分级管理标准》计算法

在1989年卫生部《医院分级管理办法（试行草案》和《综合医院分级管理标准（试行草案）》中，提出了各级人员编制的标准。目前也可以此为依据计算护理人员编制（见教材第十一章第二节）。

第三节　使用“病人分类系统”确定护理人员编配

一、护理上的病人分类系统

（一）病人分类

即根据病人在特定时间内所需护理需求之等级而予以分类。患者通常依据所需护理活动量化后分类，而量化是以每名患者每天所需护理时数（Hours Per Patient Day；HPPD）而定。

（二）病人分类系统（Patient Classification System；PCS）

包括病人分类量表和使用量表量化病人所需护理等级、护理工作量；使用量表来分配工作、计算人力、做预算、预估经费等相关活动。

（三）护理上的病人分类系统

即以病人所需护理活动为标准的病人分类 系统。分为原型分类法及因素分类法。

目前国外有多种按不同因素分类的病人分类方法。均需要通过科学研究实验方法，建立有较高效度和信度的病人分类量表。

二、罗斯麦迪可斯量表（Rush Medicus Toal－Patient Classification System；RMT－PCS）

是由美国麦迪可斯系统计算机公司与芝加哥圣路加医学中心合作发展的计算机软件。台湾荣民总医院经修改、使用所制定的量表情况具体内容、使用方法及计算过程详见教材第十二章第三节。

三、罗斯麦迪可斯量表的应用

（一）了解病人种类及护理工作量

（二）预测每班需分配多少百分比的人力

（三）能计算出每班需要多少人力

（四）计算出总护理人力

（五）能合理排班

（六）能合理收费

测　试　题

一、名词解释

1. 工时测定
2. 直接护理
3. 间接护理
4. 平均护理时数
5. 严重度指数

二、填空题：

1. 在卫生部《综合医院组织编制原则试行草案》中提出，病床与工作人员之比，300 张床位以下的医院，按＿＿＿＿＿计算；300～500 张床位的按＿＿＿＿＿计算；500 张床位以上的按＿＿＿＿＿计算。
2. 根据卫生部 1978 年《综合医院组织编制原则试行草案》，医院内各类人员的比例为：行政管理和工勤人员占总编制的＿＿＿＿＿，其中行政管理人员占总编制的＿＿＿＿＿；卫生技术人员占总编制的＿＿＿＿＿；在卫生技术人员中，护理人员占＿＿＿＿＿。

3. 根据卫生部 1978 年《综合医院组织编制原则试行草案》，住院处护理人员与病床之比为__________；急诊室护理人员与床位之比为__________；供应室护理人员与病床之比为__________；手术室护理人员与手术台之比为__________。
4. 根据 1985 年卫生部试行专业技术职务聘任制规定，在一般病房，护师按__________设 1 名；主管护师按__________设 1 名。
5. 按卫生部 1989 年《综合医院分级管理标准（试行草案）》，护理人员编制的基本标准是：病床与病房护理人员之比，二级医院____________________；三级医院____________________。护师及以上业务职称占护理人员总数比例为：二级医院__________；三级医院__________。
6. 在病人分类系统中，英文缩写"HPPD"的含义是____________________；英文全名是____________________。
7. 病人分类系统的英文书写是______________________________，可缩写为__________。
8. 护理上对病人进行分类的方法简单的说有两类，即____________________和____________________。

三、计算题

1. 某医院有病床 450 张，根据卫生部《综合医院组织编制原则试行草案》，应配备工作人员多少名？其中卫生技术人员最多可配备多少名？护理人员多少名？
2. 某内科病房 40 张病床，根据卫生部《综合医院组织编制原则试行草案》，可配备护理人员多少名（给药及治疗工作按 4 名护士计算）？
3. 某医院共有病床 900 张，按卫生部《综合医院组织编制原则试行草案》，急诊室、住院处、供应室各应配备多少名护理人员？
4. 某医院手术室有手术台 10 张，应配备多少名护理人员？
5. 某医院外科病房有 40 位病人，其中需进行一级护理的 8 名，二级护理的 12 名，三级护理的 20 名，按江苏省 1980 年的护理工时测定结果，应编配多少名护理人员（机动数按 20%计算）？
6. 某内科 40 张病床，有一级护理的病人 6 名，二级护理的 10 名，三级护理的 24 名，问该病房病人平均护理时数是多少？
7. 某医院外科病房 40 张床，病床使用率为 80%。按实际工作量计算，每病人平均护理时数为 2.7 小时。该病房护理人员每周五个工作日，允许每人每周业务学习 4 小时，问该病房应编配多少护理人员（机动数按 20%计算）。
8. 某三级医院有病床 800 张，根据卫生部《医院分级管理标准》，可配备全院工作人员多少名？护理人员最多可配备多少名？其中护师及以上业务职称人员多少？护理员多少？

四、简答题

1. 护理人员编设的意义。
2. 在护理上对病人是如何进行分类的？简述分类方法。

五、论述题

1. 列举三个影响护理人员编设的主要因素并加以说明。
2. 在护理人员编设过程中应遵循哪些基本原则？
3. 美国"罗斯麦迪可斯量表"在实际护理工作中有哪些用处？

参 考 答 案

一、名词解释

1. 工时测定即对某项工作任务全过程的每一环节必须进行的程序和动作所耗费时间的测定。它是确定工作量的最基本方法。

2. 直接护理是每日直接为病人提供护理服务的护理活动。例如晨间护理、肌肉注射、输血、输液等。

3. 间接护理是为直接护理做准备的项目，以及沟通协调工作（包括会议、交接班、书写记录等）所需要的护理活动。例如参加医师查房、抄写和处理医嘱、输液及注射前的准备工作等。

4. 即每名患者在24小时内所需的平均护理时数，可作为计算工作量的一个依据指标。

5. 是依照病人所需护理时数的多少与其他病人等级衡量后得到的指数。即病人所需护理时数越多，病人严重度指数越高。

二、填空题

1. 1∶1.3～1.4　　1∶1.4～1.5　　1∶1.6～1.7

2. 28%～30%　　8%～10%　　70%～72%　　50%

3. 1～1.2∶100　　1～1.5∶100　　2～2.5∶100　　2～3∶1

4. 每15～20张床　　每30～40张床

5. 不少于1∶0.4（300床以下不少于1∶0.3）　　1∶0.4　　≥20%　　≥30%

6. 每名患者每天所需护理时数　　Hours Per Patient Day

7. Patient Classification System PCS

8. 原型分类法　　因素分类法

三、计算题

1. 按卫生部《综合医院组织编制原则试行草案》，450张床的医院按床位与工作人员之比1∶1.4～1.5计算，则工作人员可配备：

$$450\times1.4\sim450\times1.5 \quad 即\ 630\sim675\ 人$$

卫生技术人员占总编制的70%～72%，则卫生技术人员最多可配备：630×72%～675×72%，即：453.6～486人。

护理人员占卫生技术人员的50%，则应为453.6×50%～486×50%，即：226.8～243人。

2. 按卫生部《综合医院组织编制原则试行草案》，内科每名护理人员担当的病床工作量应为：日班12～14人，小夜班18～22人，大夜班34～36人。则40张床位的内科病房，负责分管床位的护理人员应为（按不同工作量计算）：

① $\frac{40}{12}+\frac{40}{18}+\frac{40}{34}\approx3.33+2.22+1.18\approx6.73$

② $\frac{40}{14}+\frac{40}{22}+\frac{40}{36}\approx2.86+1.82+1.11\approx5.79$

另外，给药及治疗工作应加4名，则：

① $6.73+4=10.73$

② $5.79+4=9.79$

根据文件规定，每6名护理人员增加替班1名，则该内科病房护理人员编制应为：

① $10.73+\frac{10.73}{6}\approx 12.52$

② $9.79+\frac{9.79}{6}\approx 11.42$

即：11.42～12.52名护理人员。

3. 根据卫生部《综合医院组织编制原则试行草案》，急诊室按护理人员与床位之比为1～1.5∶100计算，应配备护理人员：

$\frac{900}{100}\times 1\sim\frac{900}{100}\times 1.5$　　即：9～13.5人。

住院处按护理人员与床位之比1～1.2∶100计算，应配备护理人员：9～10.8人。

供应室护理人员与床位之比按2～2.5∶100计算，应配备护理人员：18～22.5人。

4. 手术室护理人员编制按护理人员与手术台之比2～3∶1计算，10张手术台应配备护理人员20～30名。

5. 根据按实际工作量计算护理人员编制的具体方法，该外科病房应配备护理人员计算如下：

$$\text{应编护士数}=\frac{4.5\times 8+2.5\times 12+0.5\times 20+13.3}{8}\times(1+20\%)$$
$$=\frac{36+30+10+13.3}{8}\times 120\%$$
$$=\frac{89.3}{8}\times 1.2$$
$$\approx 13.4\text{（人）}$$

6. 该病房病人平均护理时数为：

$$\frac{4.5\times 6+2.5\times 10+0.5\times 24+13.3}{40}$$
$$=\frac{27+25+12+13.3}{40}$$
$$\approx 1.93\text{（小时）}$$

7. 首先计算平均每名护士每天工作时间（详见教材）

$480-\frac{240}{5}=432$（分钟）

再计算应编护理人员数：

$$\text{应编护理人员数}=\frac{40\times 80\%\times 2.7\times 60\text{（分钟）}}{432}\times(1+20\%)$$
$$=\frac{5184}{432}\times 1.2$$
$$=14.4\text{（人）}$$

8. 根据卫生部《医院分级管理标准》，三级医院总人员编制（床∶职工）应为1∶1.6，该院可配备工作人员为：800×1.6=1280（人）。卫生技术人员应占总编制的72%～75%，护理人员占卫技人员的50%，因此护理人员最多可配备：1280×75%×50%=480（人）。护师及以上业务职称人员需≥30%，应为480×30%=144（人），即至少应为144人。护理员占护理人员总数≤20%，即：480×20%=96（人），护理员不得超过96人。

四、简答题

1. 人员编设是人力资源规划的重要组成部分，是为确保在适当的职位配备适当数量和类型的人员，有效地促进组织总目标的实现。

护理人员编设，在护理管理中占有重要地位。人员编设是否正确合理，比例适合，直接影响到工作效率、护理质量、服务道德、成本消耗、甚至影响护理人员的流动及流失率。因此，护理管理者要认真研究人员编制数量及合理比例，这是一项基本任务。

2. 在护理上是根据病人在特定时间内所需护理需求之等级而予以分类的。通常依据患者每天所需护理时数的多少将病人分为不同等级。目前护理上的病人分类有两种分类法，即原型分类法和因素分类法。

原型分类法将病人按病情分为“十分紧急”、“中度”及“轻度”三等级，例如我国按分级护理标准将病人分成四类（一、二、三级及特护）就属原型分类法。原型分类法简便、易了解、省时，但在评级的信度上较不易一致。

因素分类法是将与护理有关的因素分为几个大范围，每个大范围内包括一些护理活动。有多种按不同因素分类的病人分类方法。（举例见教材第十二章第三节）

五、论述题

1. 影响护理人员编设的主要因素有：

（1）任务轻重　　（4）管理水平

（2）人员素质　　（5）政策规定

（3）工作条件　　（6）社会影响

以上列举三项并加以阐述（详见教材第十二章第一节）。

2. 在护理人员编设过程中应遵循：

（1）满足患者护理需要的原则　　（4）经济效能的原则

（2）能级对应的原则　　（5）动态发展的原则

（3）合理比例的原则　　（详见教材第十二章第一节）

3. （1）可了解病人种类及护理工作量　　（5）能合理排班

（2）可预测每班需分配多少百分比人力　　（6）能合理收费

（3）能计算出每班需要多少人力　　（详见教材第十二章第三节）

（4）能计算出总护理人力编置数

第十三章　护理人员的选聘、分工与排班

内 容 提 要

第一节　护理人员的招聘、解聘与甄选

一、护理人力资源计划

在确定了所需护理人员编制数和类型之后，接着应该对现有人力资源状况进行考察，预测出人力资源的短缺程度及超员邻域，制定具体招聘、解聘和甄选护理人员的行动方案并组织实施。

二、岗位职责和任职条件的确定

形成“岗位职责”和“任职条件”的基础工作是进行职务分析（Job analysis）。

护理人员岗位职责是指在护理组织中，任何一个被委任的护理职位为其确定的被期望的行为。是反映职务工作内容的一些明确规定。

确定岗位职责的目的是使各职务人员明确责任、任务；有利于各种不同工作之间相互比较、消除混乱；是选聘人员工作的依据；也是管理者考核、评价不同职务人员的标准。

护理人员任职条件能反映出职务的内容和从业条件，指明任职者有效地承担职务所必须具备的基本条件或资格标准。

进行职务分析方法可采用：观察法、面谈法、调查问卷法、技术讨论法、护理人员记录法等。

三、护理人员的招聘、解聘与甄选

（一）招聘（Recruitment）

即安置、确定和吸引有能力的申请者的活动过程。

职务潜在候选人的来源渠道有：内部搜寻、广告应征、职工推荐、就业机构、学校分配和临时性支援等。各种渠道各有优、缺点，选用渠道应视具体情况而定。（详见教材第十三章第一节）

（二）解聘（Decruitment）

组织内存在超员，则要减少组织中的人员数量，这种变动称作解聘。

减员解聘方案有：解聘、暂时解聘、自然减员、调换岗位、提前退休等。

（三）甄选过程（Selection process）

是管理者采取一些方法对申请人员进行甄别，以确保最合适的候选人得到这一职位的过程。

1. 甄选的基础　甄选是一种预测行为。要提高人员甄选正确决策的概率，就要考虑甄选手段的效度（Validity）和信度（Reliability）。

2. 甄选手段　常用的有：申请表、笔试、绩效模拟测试、面谈、履历调查、体格检查等。

第二节　护理人员的任职条件与晋升

一、护理专业技术职务晋升与任职条件

（一）护理人员的技术职务

卫生技术职务是以医药卫生技术应用为主要职责，按照工作实际需要设置的专业技术工作岗位。根据1986年卫生部《卫生技术人员职务试行条例》规定，卫生技术职务有明确的职责和必须具备的任职基本条件。

护理人员技术职务序列是：高级技术职务为：主任护师、副主任护师；中级技术职务：主管护师；初级技术职务：护师、护士。

（二）护理专业技术职务和行政职务任职条件

护理专业技术职务任职基本条件：

1. 护理人员必须热爱祖国，遵守宪法和法律，拥护中国共产党的领导，贯彻执行党的卫生工作方针，遵守职业道德，全心全意为人民服务，积极为社会主义现代化建设贡献力量。

2. 护士任职条件

3. 护师任职条件
4. 主管护师任职条件
5. 副主任护师任职条件
6. 主任护师任职条件
护理行政职务任职条件
根据卫生部颁发的《综合医院分级管理标准（试行草案）》中“护理管理标准”规定：
1. 一级医院护理行政职务
(1) 总护士长任职条件
(2) 护士长任职条件
2. 二级医院护理行政职务
(1) 护理部主任（总护士长）任职条件
(2) 科护士长任职条件
(3) 护士长任职条件
3. 三级医院护理行政职务
(1) 护理部主任任职条件
(2) 科护士长任职条件
(3) 护士长任职条件
(以上各种职务任职条件内容见教材第十三章第二节)

二、护理人员专业技术职务和行政职务聘任办法

(一) 各层职务的聘任权限

1. 护理行政职务

介绍了一、二、三级医院各自护理行政职务聘任权限

2. 护理专业技术职务

不同级别技术职务的聘任权限均有相应规定（详见教材第十三章第二节）

(二) 任期

卫生部《卫生技术人员职务试行条例》实施意见中规定，卫生技术职务任职期限，由单位根据工作需要确定，可以续聘或连任。在聘任的开始阶段，可参考下述时间确定任期：正主任护师 3～4 年，副主任护师 3 年，主管护师 2 年，护师、护士一年。

聘任双方的权利、聘书及聘约等均有具体规定。

(三) 对高年护理人员的安排

对 50 岁以上的高年护理人员应妥善安排，合理发挥其作用，根据个人条件，参加护理技术质量管理、教学、科研、咨询、调研等工作。

三、护理人员技术档案管理

(一) 意义

档案是人们行使职责活动的原始记录，是有考查使用价值的历史性资料。护理人员技术档案是人员考核、晋升、聘任、奖惩的重要依据，也是制定人员教育、培训计划及发展规划的依据。护理人员技术档案关系到学科发展、科研及队伍建设，管理中应予以重视。

(二) 管理目的与任务

护理人员技术档案的管理应达到：完整、真实准确、系统、安全和有效的目的。其基本任务是收集、整理、保管、鉴定、统计和提供使用。有条件的单位应输入计算机进行管理。

（三）管理内容

一般护理人员技术档案的内容应包括：个人基本资料；学历、经历资料；专业一般资料；技术操作及理论考核情况；科研、教学情况；创造发明、技术革新、合理化建议、科学成果、新业务开展情况；其它与业务技术有关的情况。

（四）建立技术档案的范围

凡具有中专以上学历或具有护士以上技术职称的人员，均应列入建立技术档案的范围。

（五）档案管理方法

护理部设专人保管并负责收集有关资料，分类、登记、统计和必要的入档、加工处理。有计算机设备的单位，可将资料输入储存。

要避免一切可能损坏档案的不利因素，为防止损坏应做到“四不”，即：不散；不乱；不丢；不坏。并应将档案内容及时分项编排整理，以便阅读使用。

第三节　护理人员分工方式与排班

一、几种不同的护理人员分工方式

临床常用的护理人员分工有按职务分工和按工作任务分工两种方法。按职务分工即按行政管理职务和技术职务分工。本节着重介绍按任务分工方法，即临床各病房用以对患者护理的分工模式。

随着医学的进步及护理管理的演变，共有五种不同形态的护理分工方式。各有其分工原则和优缺点，在结合实际应用时，应选择与所在单位环境、条件、人员、经费及患者实际情况相适应的方法。下面就各种方式分述相应的概念、优点、缺点及不同岗位的护士职责。

（一）个案护理（Case Nursing）

（二）功能制护理（Functional Nursing）

（三）小组制护理（Team Nursing）

（四）责任制护理（Primary Nursing）

（五）综合护理（Modular Nursing）

近几年产生的“个案管理”（Case management）也是一种加强对患者系统性管理的好方法。（详见教材第十三章第三节）

二、排班

（一）排班的原则

1. 以患者护理需要为中心，合理有效地安排人力。
2. 充分掌握工作规律，分清主、次、缓、急，全面安排。
3. 保持各班工作量均衡，按工作量安排人力。
4. 应依不同患者护理需要和人力情况，选择适宜的护理方式
5. 应常备机动人员，保持相对稳定性。
6. 应保持公平原则，同时尽量照顾人员特殊需要。
7. 遇紧急情况应能对护理人员做出适当调整。

（二）排班的类型

依排班权力的归属可分为三种：

1. 集权式排班　护士长个人决定排班方案。

2. 分权式排班　排班者广泛征求护理人员意见。

3. 自我排班法　由护理人员自我排班。

以上几种类型的排班各有其优缺点及适用性。

（三）影响排班的因素

1. 医院政策　排班与人力编制人数与群体结构组成情况有密切关系。受医院相关政策影响。

2. 护理方式　不同护理方式人力需求与人力安排方法不同。

3. 单位特性　如监护病房、手术室、门诊、普通病房等不同护理单元，各有其工作特殊性，排班方法各不相同。

4. 工作时段

全天 24 小时内护理工作量不同，白班、小夜班、大夜班的工作负荷依次减轻。

5. 人员素质

包括受教育层次、临床经验、工作能力、心理、体力、家庭状况等因素均是在排班时必须考虑的因素。

（四）排班的方法

各医院因机构、政策、人力配备、工作目标和管理方式不同而不同。

1. 一般采取周期性排班法

2. 每日两班或三班制排班（见教材第十三章第三节实例）

3. 上班时数的种类

每日上班时数可有 8 小时制、10 小时制或 12 小时制，各有优缺点。

测 试 题

一、名词解释

1. 护理人员岗位职责
2. 护理人员任职条件
3. 招聘（Recruitment）
4. 解聘（Decruitment）
5. 甄选过程（Selection Process）
6. 卫生技术职务
7. 个案护理（Case Nursing）
8. 功能制护理（Functional Nursing）
9. 小组制护理（Team Nursing）
10. 责任制护理（Primary Nursing）

二、填空题

1. 为增加甄选护理人员过程中正确决策的概率，主要应考虑甄选手段的________和________。

2. 我国护理人员技术职务序列中，高级技术职务为________、________；中级技术职务为________；初级技术职务有________和________。

3. 根据卫生部《综合医院分级管理标准（试行草案）》规定，一级医院总护士长应具有________技术职称；二级医院护理部主任（总护士长）应具有________技术职称；三级医院护理部主任应具有____________技术职称。

4. 根据卫生部《综合医院分级管理标准（试行草案）》规定，三级医院护理行政职务的聘任权限是：护理部主任由________聘任；副主任由________聘任；科护士长、护士长由________聘任。

5. 护理人员技术档案管理中要防止损坏，做到“四不”，即：________、________、________、________。

6. 目前我国常见的护理人员分工方式有：________、________、________、________以及________护理方式。

7. 依排班权力的归属有三种排班的类型，即：________、________和________。

三、多项选择题

1. 护理人员招聘中，职务潜在候选人的主要来源有
   a. 临时支援
   b. 职工推荐
   c. 调换岗位
   d. 就业机构
   e. 内部搜寻
2. 甄选护理人员过程中，增加正确决策概率的基础是
   a. 甄选手段的种类
   b. 甄选手段的信度
   c. 绩效模拟测试结果
   d. 甄选手段的效度
   e. 按标准化方式面谈
3. 小组制护理的优点有
   a. 护理人员知识和技术能较好的利用
   b. 每个人都是有价值的，因此最省人力
   c. 便于创造和谐的工作环境
   d. 新来的护士不感到紧张和孤独
   e. 使病人安全感增强
4. 责任制护理的特征有：
   a. 能提供给患者连续性的护理
   b. 能提供给患者个别性的护理
   c. 能提供给患者高效性的护理
   d. 能提供给患者协调性的护理
   e. 能提供给患者整体性的护理

四、简答题

1. 确定护理人员岗位职责的目的。
2. 对不同护理人员职务进行分析可采取哪些方法收集资料？
3. 招聘护理人员时，职务潜在的候选人有哪些主要来源。各自优缺点？
4. 列举五种解聘护理人员的选择方案。
5. 列举四种甄选护理人员的手段，并说明如何使用。
6. 在卫生部《卫生技术人员职务试行条例》中对护师的任职条件是如何规定的？
7. 对高年护理人员的安排常用哪些作法？
8. 功能制护理中治疗班护士主要职责。
9. 责任制护理的主要优点、缺点。

五、论述题

1. 护理人员技术档案管理都包括哪些方面的内容？
2. 护理人员排班的原则。
3. 影响护理人员排班的主要因素有哪些？

参考答案

一、名词解释

1. 是指在护理组织中，任何一个被委任的护理职位，为其确定的被期望行为，也就是对任职者指出需要做什么、怎么做和为什么要做的明确规定，反映出职务的工作内容。

2. 护理人员任职条件能反映出职务的内容和从业条件，能指明任职者有效地承担职务所必须具备的基本条件或资格标准。

3. 招聘即安置、确定和吸引有能力的申请者的活动过程。招聘应根据职务分析得到的信息和人力资源计划进行。

4. 组织中存在超员，则要减少组织中的人员数量，这种变动称作解聘。

5. 是管理者采取一些方法对申请人员进行甄别，以确保最合适的候选人得到这一职位的过程。

6. 卫生技术职务是以医药卫生技术应用为主要职责，按照工作实际需要设置的专业技术工作岗位。

7. 即一名患者所需要的护理，完全经由一位护理人员完成。此方式用于需特殊护理的病人（特护）。护士负责自己当班时该患者的全部护理工作。

8. 是按照工作内容分配护理人员。每组1～2人，承担一个特定的任务，如处理医嘱治疗、生活护理等。对患者的护理是由各护理人员的相互协作共同完成。

9. 是由一位有经验的护士任组长，领导一组护士对一组患者提供护理，各小组有较大权责。

10. 是在生物－心理－社会医学模式影响护理概念的基础上产生的一种临床护理制度。其强调以病人为中心，由责任护士按护理程序，计划、执行符合患者健康需要的身心整体护理方案，为患者提供整体、连续、协调、个别性的护理。

二、填空题

1. 效度（Validity）　　信度（Reliability）
2. 主任护师　副主任护师　主管护师　护师　护士
3. 护师以上　主管护师以上　副主任护师以上
4. 院长　主任提名院长　护理部主任
5. 不散　不乱　不丢　不坏
6. 个案护理　功能制护理　小组制护理责任制护理　综合
7. 集权式排班　分权式排班　自我排班法

三、多项选择题

1. a b d e
2. b d
3. a c d
4. a b d e

四、简答题

1. 确定护理人员岗位职责的目的是明确各职务人员承担的责任、任务、活动和作用，以利于各种不同工作之间相互比较、消除混乱。既是选聘人员的依据，也是向求职者详细说明该职务要求的文件，也可作为不同人员分配和任职者今后工作的指南及管理者考核、评价不同职务人员的行为标准。

2. 对不同护理人员职务进行分析常用收集资料的方法有：

（1）观察法　直接对某职务职工工作进行观察记录，以确定该职务的职责、任务。

（2）面谈法　以个人或小组形式与职工交谈。

（3）调查问卷法　设计出有关工作任务方面的问题，由护理人员书面答卷。

（4）技术讨论会　由“专家”讨论，以便对某项工作的职务确定具体特征。

(5) 护理人员记录法　由护理人员将其每日活动项目作出记录。

通过以上方法收集资料，然后进行分析、整理，作为“岗位职责”和任职资格的参考材料。

3. 职务潜在候选人的主要来源和优缺点有：

职务潜在候选人的主要来源及优缺点

来源渠道	优点	缺点
内部搜寻	情况熟，用费少提高职工士气	供应有限
广告应征	辐射面广	许多不合格者参加应聘
职工推荐	基于职工认真推举，可产生高素质者	可能不会增加职工类别和结构
就业机构	广泛接触；仔细甄别	用费大；候选人常为非熟练者
学校分配	大量、集中的候选人	仅限于初入者的职位
临时性支援服务	满足临时的需要	仅限于临时用

4. 解聘可选择的方案主要有：

(1) 解聘（下岗）　永久性、非自愿地终止合同。

(2) 暂时解聘　临时性、非自愿地终止合同。时间可长可短。

(3) 自然减员　辞职、退休后空缺不填补。

(4) 调换岗位　横向或向下调换员工岗位。

(5) 提前退休　在正常退休期限前提前退离岗位，为年龄大、资历深的员工提供激励。

5. 甄选护理人员的手段有（任选四种）：

(1) 申请表　包括个人简历、技能、成就、各种考核等级，可做为工作绩效的衡量标尺。申请资料经过核实才更有价值。

(2) 笔试　包括智商、能力（如业务水平、英语能力）等内容。

(3) 绩效模拟测试　测试的是人员的实际工作行为。

(4) 面谈　是一种既有效度又有信度的甄选手段，但要做好组织工作并按标准化方式进行，以免产生偏见和障碍。

(5) 履历调查　申请资料核实、查询，这是非常有益的方法。

(6) 体格检查　对于具有身体条件要求的职务（如护士）非常必要，具有一定的效度。

6. 对护师任职条件的规定是：

(1) 护理人员必须热爱祖国，遵守宪法和法律，拥护中国共产党的领导，贯彻执行党的卫生工作方针，遵守职业道德，全心全意为人民服务，积极为社会主义现代化建设贡献力量。

(2) 熟悉本专业的基础理论，具有一定的技术操作能力；

(3) 能独立处理本专业常见专业技术问题；

(4) 借助工具书，能阅读一种外文的专业书刊；

(5) 中专毕业，从事护士工作 5 年以上，经考核证明能胜任护师职务；大学专科毕业，见习一年期满后，从事专业技术工作 2 年以上；大学本科毕业，见习一年期满；研究生班结业或取得硕士学位者。

7. 许多医院把高年护理人员安排在门诊及群防科，但岗位设置有一定限度。为不断总结经验，使高年护理人员在保证和提高护理质量方面更好的发挥其作用，可参考下列作法。

(1) 成立院级护理技术机构

如护理学班组。选择有一定护理专业水平和管理能力的高年护理人员，承担护理调研、科研、咨询任务，对护理部起顾问作用。

(2) 成立护理教研室

高年护理人员经过再学习后担任师资。为本院护理人员继续教育开办多种形式的培训班，可编写教材、任教及开展科研。

(3) 充实行政科室

高年护理人员一般对本院任务、人员情况、业务管理均较熟悉，可做一定的管理工作。但应解决好待遇问题，以利调动积极性。

(4) 调配到相关实验室做技术人员

他们对卫生基础知识清楚，并了解临床对实验室的要求，开展一些临床科研有许多有利条件。

8. 护理方式的功能制护理中，治疗班护士的主要职责有：

(1) 负责注射、给药、输液等病房全部治疗工作；准备和配合医生换药及各种穿刺等；

(2) 负责治疗室各种用品的保管、供应，保证各种无菌用品、治疗盘、引流瓶、换药车等消毒、灭菌和更换；

(3) 负责药品的领取、保管、清点，定期检查质量；

(4) 检查、维护抢救药品及物品的位置、性能，保证使用；

(5) 对毒、麻、常备药及特殊用品认真交班管理；

(6) 定时对治疗室、换药室清洁与消毒。

9. 责任制护理的主要优缺点是：

责任制护理的优点有：①护士的责任感增强，有“我的病人”之感觉；②患者的安全感增强，有“我的护士”之所属感，获得整体护理；③护士有独立自主的护理功能，有利于运用专业知识对患者和疾病进行研究，提高工作兴趣和满意感；④处理患者问题更直接和迅速，使护理工作连续性增强；⑤有利于与各方面协作。如护士与患者、家属及其它护士、医务人员沟通。其缺点为：①要求责任护士条件应具有较高的专业培训，有一定的护理经验和技能，合格的责任护士较缺乏；②人力需量多，经费耗量大；③责任护士独自工作，常与其他护士脱离，有时感到孤独。

五、论述题

1. 一般护理人员技术档案管理的内容应包括：

(1) 个人基本资料

(2) 学历、经历资料

(3) 专业一般资料

(4) 技术操作及理论考试情况

(5) 科研、教学情况

(6) 创造发明、技术革新、科研成果等

(7) 其它与业务技术有关的情况。

(各项具体内容见教材第十三章第二节)。

2. 排班的原则

(1) 以患者护理需要为中心，合理有效的安排人力。要适应护理 24 小时不间断的特点，使各班次互相衔接。并注意全面工作顺利进行。

(2) 充分掌握工作规律，分清主、次、缓、急，全面安排。应使医生、护士、卫生员的工作不至重叠、互相干扰，使工作既可保证重点，又照顾一般。

(3) 保持各班工作量均衡，按工作量安排人力。使患者得到及时、正确的治疗和护理。

(4) 应依不同患者护理需要和人力情况，选择适宜的护理方式。既保证护理质量，又能使不同层次护理人员适当搭配，也利于传帮带。

(5) 应常备机动人员，保证护理人员休息及学习时间，在一定时间内保持人员的稳定性。

(6) 应保持公平原则，同时尽量照顾人员特殊需要。

(7) 有紧急事情或因患者遇有各种紧急情况需要人力时，能对护理人员做出适当调整。

总之，排班应做到：人力配备适当；保证护理质量；相对稳定，但要有一定弹性，利于随时调整；公平；节省人力，达到人力运作的最大效果。

3. 影响护理人员排班的主要因素有

(1) 医院政策

排班与人力编制有密切关系。编制人数与群体结构组成合理，则排班顺利，若人力不足或新成员多，则不易搭配。编制易受医院政策影响，如有的医院为缩减开支以盈利为主，轻视护理工作，则可能压缩护理人员编制，而有的医院则以服务于患者为主要方针，按护理工作量需要进行人员编排，以保证护理质量。

(2) 护理方式

不同的护理方式，人力需求与人力安排方法不同。个案及责任制护理需多用人，功能制省人。

(3) 单位特性

如监护病房、手术室、门诊、病房等不同护理单元，各有其工作的特殊性，排班方法各不相同。

(4) 工作时段

全天 24 小时内护理工作量不同，白班、小夜班、大夜班的工作负荷依次减轻

(5) 人员素质

包括受教育层次，临床经验，工作能力，心理、体力、家庭状况等因素均会影响其工作绩效及负荷工作程度。均是在排班时必须考虑的因素。

第十四章　护理人员的教育、训练与绩效考核

内容提要

第一节　护理人员的教育与训练

护理人员的在职教育是人员管理的重要内容，是开发智力、培养人才的重要途径。也是现代护理不断充实和扩大新理论、新知识、新技术的形势给护理管理提出的重要任务。要提

高护理队伍素质，适应社会发展的需要，就要不断更新知识，为护士提供多次学习机会，解决护理学科体系的日益庞杂性和学科教育的有限性提供新途径。

一、护理人员的成长特点

（一）实践性

“实践”是护理人员的成长基础和重要途径。

（二）晚熟性

培养护理人才，不仅要使其掌握有关理论，还需经过较长时间的实践，取得丰富的临床经验。

（三）群体性

护理人员的成长，要靠领导者和群体的支持与帮助；护理质量的提高和学科发展，也靠群体的形成和群体的努力。

二、护理人员在职教育的原则与基本程序

（一）在职教育的基本原则

1. 基本功训练与专科技术训练相结合

基本功训练是提高护理质量的先决条件；加强专科技术训练，培养具有专科理论知识和临床经验的技术骨干，是教育的重要环节。

2. 一般培养和重点择优培养相结合

应在普遍培训的基础上，选拔和重点培养优秀人才。

3. 当前需要和长远需要相结合

对护理人员的业务教育，不仅要考虑当前需要，还应根据专业发展趋势，及本单位长远规划，把两者结合起来。

（二）教育与训练管理的基本程序

1. 确定目的与方针

即确定教育活动是为了培训护理人员的知识、技能与态度，以提高护理质量。应明确活动的具体目的、具体方向和训练范围与方针政策。

2. 规则

包括教育和训练短期达到的效果、内容、可行方案等。

3. 组织

护理部和各科室有明确的人或部门负责此项工作，组织教学机构，工作人员有明确的职责。

4. 人员配备

选择合适的专业人员负责教学，特别是临床教师的选择非常重要。

5. 领导

负责教学的护理领导者应领导和负责指导教学过程，落实教师、学员、教材、校舍等各项工作。

6. 控制

控制人力、物力与经费开支，并以问卷方式或考试成绩评价教学效果。

三、护理人员教育训练的内容

（一）在职教育的内容

1. 职业道德教育

2. 基础理论、基本知识、基本技能的教育

3. 专科护理理论及技术操作教育

4. 护理新理论、新进展的教育

5. 管理、教学、科研能力的培养教育

6. 外语能力的培训

（二）不同职称、不同层次人员教育训练要求

1. 护理人员岗前教育　即上岗前的集中培训。重点介绍工作单位情况、规章制度、技术操作要求及质控标准等。

2. 毕业 1～2 年护士的教育　是巩固在校学习成果和奠定工作基础阶段。应加强基本功训练，以三基（基础理论、基本知识和基本技能）为主要训练内容。

3. 毕业 3～4 年护士的教育　要求在熟练掌握基础护理的基础上，加强专科护理、抢救技能、沟通及身心整体护理知识和技能训练。

4. 毕业 5 年以上护士的教育（晋升护师前）要求熟练掌握基础护理及专科护理理论及技术操作、抢救技术，能担任临床教学，并能熟练运用护理程序实施整体护理，配合科研工作。

5. 护师的教育　除达到以上培训要求外，应具有开展新业务、新技术的能力，临床教学能力，优秀者可担任护校讲课。

6. 主管护师、护士长的培训　要求精通本专科临床护理理论与技能，掌握基础医学、临床医学相关的理论知识。

7. 本科生毕业后教育

毕业后两年内，通过临床实践，训练良好的护士素质，培养有扎实的理论知识和娴熟的护理操作技能，此后，可定向培养，向专科发展，承担临床教学、管理、科研工作，逐步成为护理科研、教学、管理及临床护理的高级护理人材。

以上分阶段、分层次的教育与训练要求可根据实际情况进行安排。

四、教育训练常用方法

（一）医院内培训方法

常采用自学、高年护士指导、临床实践、定期查房、专题讲座、读书报告会、短期培训班、实际操作训练、较长时间半脱产或业余学习班、科室轮转等方法。

（二）院外培训方法

常采用全脱产学习、业余大学培训、电视大学、自学高考、国内外进修、参观及各种形式的学术交流等多种方法。

第二节　护理人员绩效考核

一、护理人员绩效考核概述

（一）概念

考核，即考查审核，辖属人员管理范畴，也是护理控制功能的工具。

（二）绩效考核的目的

1. 提供管理部门对工作人员调资、聘任、晋升职称、表彰或降级等依据；

2. 绩效评价的反馈，对绩效优秀的给以表扬可调动人员积极性；帮助绩效不良者分析原因，建议改进方法，提高护理人员素质和工作水平；

3. 对选拔人才及新进人员考核，使之安排适合的岗位；

4. 促进管理者与工作人员沟通，有利于工作目标的实现；

5. 考核标准是工作人员行动的指南；

6. 反映护理人员之间的差距，避免好坏不分及平均主义；

7. 为继续教育的内容和方向提供参考；

8. 提供储备人才的人事资料。

（三）绩效考核的内容

对护理人员的考核包括素质、护理行为、护理工作结果和全面综合性考核。或称德、能、勤、绩考核。

德：即政治素质、思想品德、工作作风、职业道德等；

能：即具备本职工作要求的知识技能和处理实际工作的能力；

勤：即工作态度、勤奋精神和事业心；

绩：即工作质量、数量和成绩。绩能综合体现德、能、勤三方面，应以考绩为主。

（四）绩效考核的种类

根据绩效考核的性质、主体、时间、形式、标准，可以将考核划分为不同种类：

1. 按考核性质划分　分定性考核和定量考核。

2. 按考核主体划分　分上级考核、自我考核、同级考核、下级考核。

3. 按考核时间划分　有日常考核、定期考核、长期考核、不定期考核。

4. 按考核形式划分　有口头考核与书面考核、直接考核与间接考核、个别考核与集体考核。

5. 根据考核标准设计方法划分　有绝对标准考核和相对标准考核等。

（五）绩效考核程序

可分为“确定目标→制定方案→实施方案→鉴定决策”四个阶段。

二、绩效考核的测量方法

绩效评价方法应根据考核对象、考核目的而合理选用。常用方法有

（一）行为特征评定法（也称评语法）

是按照护理人员的行为特征对其进行评定。

（二）评分法

是按照护理人员的各种岗位职责要求的行为活动和工作绩效，设计出不同的分数，可采用百分评定；五分评定；或等级评定（A、B、C、D、E）。

（三）考核表法（也称绩效核对表）

根据岗位职责要求及各类相关的行为表现作为考核项目，设计成考核表进行考核。

（四）实绩记录法

是以被考核者实际工作情况的记录作为考核依据，定期进行考核评价。

（五）重要工作成效记录法

是对被考核人员成功的或失败的工作成效或重要差错事故事实进行记录考核。

（六）强迫选择比较法

要求按规定的等级比例对人员绩效进行评定。

（七）目标管理评价法

即管理者与护理人员共同制订工作与行为目标，定时按目标考核。

以上考核方法各有其优缺点及适用性。

三、考核护理人员绩效应注意的问题

（一）考核应定期和有规律

对各种护理人员应定期的、有规律的考核。

（二）考核标准应明确

考核标准应是被考核者明了的岗位职责规定的行为表现和要求；完成工作的目标和绩效测量方法也均应明确。

（三）考核表（工具）应完整

在拟定考核测量表时应注意省时、精确、调查项目完整。

（四）考核由直接上级进行

对个人评价最理想的办法是由护理人员的直接上级进行。

（五）考核程序应清楚

考核的过程应使被评价者了解，考核过程和项目的设立并可经常修改。

（六）考核者应公平、客观

考核者应清楚的掌握和有效的运用考核的测量工具。参与考核的人员一定要客观和公平，动机端正。

（七）考核结果应重视反馈

考核后的会谈应列入正式考核程序中，使护理人员了解考核结果，并感受到对他行为表现的分析很有帮助。

（八）评价应全面

评价时应包括长处与不足两方面，尤其是长处。

（九）控制和考核应适当

应注意防止对护理人员控制过严、过少或不控制。

测 试 题

一、名词解释

1. 护理人员绩效考核
2. 行为特征评定法
3. 目标管理评价法

二、填空题

1. 护理人员的成长特点主要有：________________、________________和________________。
2. 对人员进行绩效考核，按考核性质划分主要有________________和________________。
3. 对护理人员进行绩效考核的程序可分为：________________、________________、________________、________________四个阶段。
4. 对毕业后1～2年护士的教育，主要应加强基本功训练，即以基本________________、基本________________、基本________________为主要训练内容。

三、多项选择题

1. 护理人员的成长特点有

a. 正规性

b. 晚熟性

c. 群体性

d. 实践性

e. 终身性

2. 根据考核标准设计方法划分，护理人员绩效考核可分为：

a. 直接标准考核

b. 相对标准考核

c. 间接标准考核

d. 绝对标准考核

e. 单独标准考核

3. 对护理人员绩效考核的测量方法有

a. 评分法

b. 评语法

c. 统计指标评定法

d. 考核表法

e. 强迫选择比较法

四、简答题

1. 护理人员在职教育应掌握哪些基本原则？
2. 护理人员在职教育管理的基本程序。
3. 护理人员在职教育的主要内容。
4. 护理专业本科毕业生毕业后教育的基本要求。
5. 简述护理人员绩效考核的评分法及其优缺点。

五、论述题

1. 护理人员在职教育的重要意义。
2. 列举医院内教育训练五种常用方法并加以具体阐述。
3. 护理人员绩效考核的目的。
4. 考核护理人员绩效应注意哪些问题？

参 考 答 案

一、名词解释

1. 考核，即考查审核，属人员管理范畴，也是护理控制功能的工具。对护理人员进行考核，可做到正确识别其工作贡献、业务水平和工作态度，为选拔、使用、升降、奖惩和培训提供依据，以及对人员发展趋势做出预测。
2. 是按照护理人员的行为特征（例如优缺点和能力表现、工作绩效）对其进行评定。是常用的对护理人员的评定方法，也称评语法。
3. 即管理者与护理人员共同制订工作与行为目标，定时按目标考核的评定方法。

二、填空题

1. 实践性、晚熟性、群体性
2. 定性考核　定量考核
3. 确定目标　制定方案　实施方案　鉴定决策
4. 理论　知识　技能

三、多项选择题

1. b　c　d　2. b　d　3. a　b　d　e

四、简答题

1. 护理人员在职教育的基本原则有：

(1) 基本功训练与专科技术训练相结合。

(2) 一般培养和重点择优培养相结合。

(3) 当前需要和长远需要相结合。

(具体内容见教材第十四章第一节)

2. 在职教育管理的基本程序是:

(1) 确定目的与方针。

(2) 制订规划:包括内容、可行方案等。

(3) 做好组织工作:负责的部门、负责人及职责、选择合适的教学人员、临床教师等。

(4) 指导教学过程、落实教师职责、学员、教材、教舍等,并调动教与学的积极性。

(5) 质量管理;控制物力、人力、财力开支,评价教学效果、及时发现和纠正教学中的问题、保证教学质量等。

3. 护理人员在职教育内容应针对不同人员的实际需要具体安排。总的考虑以下范围内容:职业道德教育;基本理论、基本知识、基本技能教育;专科护理理论及技术操作教育;护理新理论、新进展教育;管理、教学、科研能力的培养教育;外语能力的培训等。

4. 护理专业本科毕业后两年内,通过临床实践,训练良好的护士素质,培养有扎实的理论知识和娴熟的护理操作技能,此后可定向培养,向专科发展,承担临床教学、管理、科研工作,逐步成为护理科研、教学、管理及临床护理的高级护理人才。

5. 护理人员绩效考核的评分法是按照护理人员的各种岗位职责要求的行为活动和工作绩效,设计出不同的分数,可采用百分评定;五分评定;或等级评定(A、B、C、D、E)。也可设计成图表式或用文字描述评价等级,如用"从不使用、偶而使用、经常使用、坚持使用"词句,请评价者对被评者评出相应等级点,例如也可采用比例尺1~5评价操作监护仪的熟练程度。"1 2 3 4 5"。

此方法容易测量,省时省力,便于在强与弱、优与劣之间进行分析比较;但制订某些考核项目及区分等级时比较困难。

五、论述题

1. 护理人员毕业后教育和各种形式的在职教育是人员管理的重要内容。护理人员在职教育是开发智力、培养人才的重要途径。随着医学科学的迅速发展,促使现代护理的理论体系、工作范围、内容均在不断地充实和扩大,新理论、新知识、新技术的日益增多,加强对护理人员的教育和训练,提高护理队伍的素质,引导终身接受继续教育是护理管理的迫切而重要的任务。

由于科学技术的飞速发展,使信息大量、高速度出现,引起知识更新周期的缩短。护理工作实用性强,与科技进步、社会发展密切相关,护理工作必须适应社会发展的需要,不断更新知识;无论正规的或非正规的教育,都必须为护士提供多次学习机会;终身教育的观念使一次性教育理论得到了延伸和发展,为提高护理工作质量,为解决护理学科体系的日益庞杂性、学科教育的有限性,提供了新的途径。

2. 医院内教育培训护理人员常用的方法有:①自学;②高年护士指导;③临床实践;④定期查房;⑤专题讲座;⑥读书报告会;⑦短期培训班;⑧实际操作训练;⑨长期半脱产或业余学习班;⑩科室轮转。

(以上任选5种、详见教材第十四章第一节)。

3. 护理人员绩效考核的目的:

(1) 提供管理部门对工作人员调资、聘任、晋升职称、表彰或降级等依据;

(2) 绩效评价的反馈，对绩效优秀的给以表扬可调动人员积极性；帮助绩效不良者分析原因，建议改进方法，提高护理人员素质和工作水平；

(3) 对选拔人才及新进人员考核，使之安排适合的岗位；

(4) 促进管理者与工作人员沟通，有利于工作目标的实现；

(5) 考核标准是工作人员行动的指南；

(6) 反映护理人员之间的差距，避免好坏不分及平均主义；

(7) 为继续教育的内容和方向提供参考；

(8) 提供储备人才的人事资料。

4. 考核护理人员绩效应注意

(1) 考核应定期和有规律

(2) 考核标准应明确

(3) 考核表（工具）应完整

(4) 理想的考核应由直接上级进行

(5) 考核程序应清楚

(6) 考核者应公平、客观

(7) 考核结果应重视反馈

(8) 评价应全面

(9) 控制和考核应适当

（详见教材第十四章第二节）。

第四篇　领导职能

第十五章　领导基本理论及其应用

内容提要

第一节　领导与领导的影响力

一、领导（Leadership）的概念

领导的概念有多种解释和表述。概括起来领导就是一种影响一个群体或个人实现所期望目标的能力。

二、领导者与管理者的区别

二者在产生的方式、职权以及影响力等方面均有所不同。

管理者（Manager）：是由上级指派而产生的，有正式职位，且拥有特定的职权，即职位上的合法权力。

领导者（Leader）：其职位是经上级任命或由群体内部自然产生的，领导者运用其影响力、人际关系、领导才能与艺术；指导、帮助群体完成组织目标，并不需要以正式职位为基础。是致力于实现领导过程的人。

身为管理者而不是领导者的情况是可能存在的；也有人有领导才能，但不是管理者的情况，在理想的情况下，所有的管理者都应该是领导者。

三、领导的影响力（Power）

影响力是指一个人在与他人交往中，影响和改变他人心理与行为的能力，领导的影响力是一种控制力。

管理学家认为影响力存在两种类型，一是由组织赋予正式职位而获得的职权，即权力（Authority）。另一影响力是领导者自身特点产生的影响力。两种影响力或称领导影响力下的两个成分，即权力性影响力和非权力性影响力。

（一）权力性影响力

其特点是对下属的影响带有强迫性、不可抗拒性，属于强制性影响力的一种。构成的主要因素有：

1．传统因素　即人们的传统观念一般认为领导者有权、有才干，比普通人强，从而能自然的产生对领导者的服从感。

2. 职位因素　领导者在组织中的职位与地位使被领导者产生敬畏感。职位越高，权力越大，影响力也越强。

3. 资历因素　资格和经历也是产生影响力的因素。人们对资深的领导者比较敬重。

（二）非权力性影响力

属于自然性影响力，产生的基础比权力性影响力广泛得多。构成的主要因素有：

1. 品格因素　主要包括道德、品行、人格、作风等，好的品格会使人产生敬爱感。是领导者影响力的重要组成部分。

2. 才能因素　领导者的才干能力是其影响力大小的重要因素。有才能的领导者会给组织带来成功，使人产生敬佩感。

3. 知识因素　知识是宝贵财富，知识和技术专长会提高威信，使下级产生对领导者的信赖感。

4. 感情因素　领导者与下属建立良好的感情，会使其产生亲切感。

（三）权力性与非权力性影响力的区别与应用。

权力性影响力属于强制性影响力，对下属的影响有强迫性，使其心理与行为表现被动、服从，对其激励作用是有限的；权力性影响力随权力地位而产生，也随地位改变而影响力发生变化，是外界赋予的，因而不稳定，权力性影响力常靠奖惩等附加条件而起作用。

非权力性影响力属于自然性影响力，被管理者不会受到执权者的奖惩，不随执权者的职权地位影响而改变，其影响力比较稳定和持久，是潜移默化的作用，使被管理者从心理上信服、尊敬、顺从和依赖，并改变其行为。

领导者应合理地使用两种影响力，综合使用可以取得良好的领导效果。使用权力性影响力时应注意持审慎态度，尤其在惩罚时更应注意。领导者应具有无私精神。

非权力性影响力产生的权力，能激发下属工作热情和提高自觉性，在影响力中占有主导作用，要提高领导者的威信与作用，关键在于提高非权力性影响力。

第二节　领导理论及应用

一、领导作风理论及应用

领导者的作风即领导者处理事物的风格，表现在思想上、工作上的态度和行为，所采取的方法和形式；主要是指领导者运用权力的方式。领导者的基本作风有三种：

（一）权威型（或命令型、专制型、独裁型）领导方式

主要特点是领导者运用其个人具有的职权、影响力制定决策，一切由领导者决策，下级只能执行。

（二）民主参与型领导方式

主要特点是权力定位于群体，成员能参与决策，在一定范围内由群体成员决定工作内容和方法，有一定自主权。

（三）自由放任型（允许型）领导方式

领导者很少运用权力，而把权力定位于成员，给下属高度的独立自主权。此方式使用比较少。

以上三种领导方式各有其特点、优点、缺点。任何一种领导方式的运用，都取决于环境情况，即需因人、因事、因地、因时而异。有效的领导者应根据工作的紧迫性情况、工作的

难易度、员工的成熟度及领导者的条件等具体情况选用不同的方式。

二、领导行为理论及应用

（一）四分图理论

管理学家将领导行为的因素概括为“工作行为”和“关系行为”两类。领导行为用此两者的具体组合，采用四分图方法衡量考察领导行为、评定领导类型。

“工作行为”包括组织设计、职责任务的划分，规章制度的制定，确定工作目标等。

“关系行为”包括相互信任，尊重下属，重视下属的各种看法、情感与需求等。

（二）生命周期理论

此理论认为正确的领导行为要与下属的成熟度相适应，即把领导行为的工作行为和关系行为与被领导者的成熟程度结合起来考虑。

成熟度（Maturity）指个体对自己的直接行为负责任的能力和意愿，它包括两项要素：工作成熟度与心理成熟度。个体由不成熟至成熟阶段表现出一系列不同的特征。

生命周期理论认为，随着下属由不成熟走向成熟，领导行为应按下列程序逐步推移：高工作与低关系→高工作与高关系→低工作与高关系→低工作与低关系。

第三节　领导者的素质

领导者的素质是指领导者具有的内在因素、基本素质和基本条件，是工作方法与艺术的基础。

一、领导者素质的构成和作用

（一）政治素质

是领导者对其所从事的事业所抱的态度和所持有的立场，是领导者素质中最基本、最重要的因素。领导者政治素质有若干基本要求。

（二）业务素质

是领导者对本职工作熟悉的程度，是否精深和有相当的造诣。护理领导者从业务上，不仅要求有医学、护理知识，还要具备现代管理和社会、人文科学相关的知识。

（三）心理素质

要求领导者要有健康的、优良的心理状态。包括感情丰富但不脱离理智的控制，既有原则性又不拘泥固执，坚韧不拔但不坚持错误，既有主见又善于听取他人意见等。

领导者应排除的不良心理有：挫折心理；从众心理，心理偏见；嫉妒心理等。

（四）生理素质

即领导者身体健康状况。要求有旺盛的精力和健康的体魄处理繁重的工作。

领导者素质构成不只这些，但以上几点十分重要。

二、如何培养和提高领导者的素质

（一）重视提高领导整体素质

（二）刻苦学习

（三）认真实践

（四）重视提高领导群体的素质

第四节　领导者的才能

一般来说，领导活动可以分为三个过程：即认识过程、决策与组织过程、激励过程。领导者在完整的领导活动过程中其才能体现如下：

一、领导者认识过程的才能

即包括敏锐的观察能力、牢固的记忆能力、稳定的注意能力和深刻而完备的思维能力。

二、领导者决策与组织过程的才能

这一过程的才能主要包括：决策能力、指挥协调能力、人才开发与管理能力、宣传鼓动能力、创新能力等。

三、领导者激励过程的才能

激励过程是领导活动的动力系统，是领导的主要功能之一。领导者应具有了解和满足下属需要、协调目标和强化行为等激励才能。

第五节　授　　权

一、授权的概念

授权是指领导者授予下属一定的权力与责任，使其在领导的监督下，有适当的自主权、行动权和完成任务的责任；授权是一种分配工作的过程，分配下属部分职责，目的是为了提高工作效率；授权可发挥下属的才干，增长其义务感和责任感。

二、意义

授权的目的是促使组织发挥其最佳功能作用：领导者可以摆脱日常事务，集中精力研究解决组织中的重要问题；可以调动下属的积极性、发挥其创造力、增强责任心、成就感；可发挥下属的专长，培养其工作能力、锻炼人才；对部分复杂的要求、指示、命令可以简化等。

三、原则

应以被授权者的能力和知识为依据，因事选人，视能授权。

1. 必须是单一的隶属关系。
2. 必须所授权责相当。
3. 必须量力授权，应视能授权。
4. 必须相互信任。

四、授权的方法与步骤

1. 首先明确将要授权的工作项目、职责、权力、完成任务时限及可利用资源；
2. 向被授权者明确解释目的与要求、预期效果及可能发生的问题；
3. 被授权者定期向领导者汇报进展，以掌握执行进度，利于对委派任务的检查、控制、指导；
4. 了解被授权者对接受责任的感受与要求，听取反馈信息；
5. 给予适当评价，成绩突出者给以表扬或奖励、晋升职位或扩大授权。

五、授权过程常出现的偏向

1. 授权不足　所授权力过小，主要是领导者有思想障碍。
2. 授权过度　例如权责授光、放弃权力；

3. 授权不当　错误时间；错误人选；错误理由等。

领导者授权时应严格遵守授权原则，避免各种偏向发生。

测　试　题

一、名词解释

1. 领导（Leadership）
2. 管理者（Manager）
3. 领导者（Leader）
4. 影响力（Power）
5. 领导作风
6. 成熟度（Maturity）
7. 授权（Empowerment）

二、填空题

1. 领导的影响力存在两种类型，一是________；另一是________。
2. 构成权力性影响力的主要因素有：________、________、________。
3. 非权力性影响力的主要构成因素有：________、________、________和________。
4. 基本领导作风有三种类型，即________、________和________。
5. 成熟度包括两项要素，即________和________。
6. 一般来说领导活动可以分为三个过程，即________、________、________。

三、多项选择题

1. 管理者与领导者的异同点有
   a. 身为管理者而不是领导者的情况是可能的
   b. 身为领导者而不是管理者的情况是可能的
   c. 领导者必然具备管理者的潜能
   d. 管理者和领导者均是上级指派的、有正式职位的人
   e. 管理者的影响力是通过个人所具有的特点获得的
2. 非权力性影响力的特点有
   a. 使下属的心理与行为表现出被动、服从
   b. 随地位改变影响力发生变化
   c. 不会受执权者的奖惩
   d. 比较稳定和持久
   e. 对人的激励是潜移默化的
3. 权威型的领导方式优点有：
   a. 效率高
   b. 成员满意度强
   c. 控制力强
   d. 促进产生新观念
   e. 适用于缺乏参与能力的下属
4. 权力性影响力的主要构成因素有：
   a. 才能因素
   b. 职位因素
   c. 传统因素
   d. 资历因素
   e. 品格因素
5. 生命周期理论中讲的成熟度，主要是指：
   a. 生理成熟度
   b. 心理成熟度
   c. 年龄成熟度
   d. 工作成熟度
   e. 技能成熟度
6. 按照生命周期理论，对初步成熟的下属，应使用的有效领导行为是：
   a. 高工作高关系
   b. 低工作低关系
   c. 高工作低关系
   d. 低工作高关系
   e. 以上均可
7. "授权"的含义包括：
   a. 是分配下属部分职责
   b. 是做领导者的助理

c. 授权后，领导者对下属有监督权　　e. 是使下属有适当的自主权、行动权
d. 授权是让下属代理相应职务

四、简答题

1. 领导的影响力可以划分为哪些类型？各自的主要构成因素如何？
2. 权力性与非权力性影响力二者的区别？
3. 如何正确使用领导者的影响力？
4. 在领导行为理论当中，“工作行为”指的是什么？“关系行为”指的是什么含义？
5. 近年来领导方式中为什么强调授权？授权的意义？
6. 授权应掌握哪些基本原则？

五、论述题

1. 何为领导者的作风？有几种基本类型？各自的主要特点？
2. 何为生命周期理论？结合护理管理实际举例说明其主要内容。
3. 何为领导者的素质？其主要构成要素及其内容是什么？
4. 领导者在领导工作的认识过程中需要哪些才能？
5. 授权的基本方法与步骤。

参 考 答 案

一、名词解释

1. 领导是一种影响一个群体或个人实现所期望目标的能力。
2. 管理者是由上级指派而产生的，有正式职位，且拥有特定的职权。
3. 领导者，其职位是经上级任命或是由群众内部自然产生的，领导者运用其影响力、人际关系、领导才能与艺术，指导、帮助群众完成组织目标，并不需要以正式职位为基础。是致力于实现领导过程的人。
4. 影响力是指一个人在与他人交往中，影响和改变他人心理与行为的能力，领导的影响力是一种控制力。
5. 领导作风即领导者处理事物的风格，表现在思想上、工作上的态度和行为，所采取的方法和形式，主要是指领导者运用权力的方式。
6. 指个体对自己的直接行为负责任的能力和意愿。包括工作成熟度与心理成熟度两项要素。
7. 授权是指领导者授予下属一定的权力与责任，使其在领导的监督下，有适当的自主权、行动权、完成任务的责任；授权是一种分配工作的过程，分配下属部分职责，目的是为了提高工作效率，发挥下属的才干，增长其义务感和责任感。

二、填空题

1. 权力性影响力　非权力性影响力
2. 传统因素　职位因素　资历因素
3. 品格因素　才能因素　知识因素　感情因素
4. 权威型（或命令型　专制型　独裁型）领导方式　民主参与型领导方式　自由放任型领导方式
5. 工作成熟度　心理成熟度
6. 认识过程　决策与组织过程　激励过程

三、多项选择题

1. a　b
2. c　d　e
3. a　c　e
4. b　c　d
5. b　d
6. a
7. a　c　e

四、简答题

1. 领导的影响力主要存在两类，一类是由组织赋予正式职位而获得的职权，即权力性影响力；另一类是领导者通过自身特点产生的影响力，即非权力性影响力。
   权力性影响力主要构成因素有：①传统因素；②职位因素；③资历因素。
   非权力性影响力主要构成因素有：①品格因素；②才能因素；③知识因素；④感情因素。
2. 权力性影响力属于强制性影响力，对下属的影响有强迫性，使其心理与行为表现被动、服从，对其激励作用是有限的；权力性影响力随权力地位而产生，也随地位改变而影响力发生变化，是外界赋予的，因而不稳定，权力性影响力常靠奖惩等附加条件而起作用。
   非权力性影响力属于自然性影响力，被管理者不会受到执权者的奖惩，不随执权者的职权地位影响而改变，其影响力比较稳定和持久，是潜移默化的作用，使被管理者从心理上信服、尊敬、顺从和依赖，并改变其行为。
3. 领导者应合理地使用两种影响力，综合使用可以取得良好的领导效果。使用权力性影响力时应注意持审慎态度，尤其在惩罚时更应注意。领导者应具有无私精神，不能炫耀权力，滥用权力，甚至以权谋私，追求个人特权，否则会使下属产生对抗力。
   非权力性影响力产生的效果，能激发下属工作热情和提高自觉性，应在影响力中占有主导作用，要提高领导者的威信与作用，关键在于提高非权力性影响力。在以上非权力性影响力的四个因素中，以品格、才能因素为主，知识、感情因素次之，领导者品格因素欠缺，其他因素会受到严重影响，才能极差作为领导者亦不称职。
4. 在领导行为理论中，“工作行为”主要是指领导者以“组织为本”对工作或完成任务的重视程度，以及加强对工作领导的行为，包括组织设计、职责任务的划分，规章制度的制定，确定工作目标等。“关系行为”主要是指领导者“以人为本”，重视工作中的人际关系和下属个性与需求的程度，以及关心人的领导行为方式，包括相互信任、尊重下属、重视下属的各种看法、情感与需求等。
5. 有效的领导者应与下属共享权力和责任。近年来推动授权趋势的两个主要原因是：①认识到对所发生问题最了解情况的人需要进行快速决策，这就需要将决策移到较低层次；②随着现代通讯设备、计算机的应用，使组织趋向减少层次，管理宽度显著增加。管理者必须授权给下属。由于基层护理管理者工作繁杂、随机性强的特点，推行授权具有现实意义。
   授权的目的是促使组织发挥其最佳功能作用。其意义有：
   (1) 领导者可以摆脱日常忙碌的事务，集中精力研究、解决组织中的重要问题；
   (2) 调动下属的积极性，发挥其创造力，增强责任心、成就感；
   (3) 发挥下属的专长，培养其工作能力，锻炼人才；
   (4) 对部分复杂的要求、指示、命令可以简化，缩短沟通路线，提高工作效率。
6. 授权应以被授权者的能力和知识为依据，因事选人，视能授权。
   (1) 必须是单一的隶属关系。上级将职权授予下属，不可越级授权，不属于个人权力范围的工作不予授权，以利控制职权的正确使用；

(2) 必须权责相当。被授权者所承担的责任不能超出或小于所拥有的权力，明确所授任务目标及权责范围，使权责对等；

(3) 必须量力授权。授权要适当，授权过小失去授权意义，无限授权则超出被授权者能力，应因事择人，视能授权，以才能、知识水平为依据；

(4) 必须相互信任。授权者与下属应相互信任、合作、友好、信赖；应将决策权放手交予下属，对其行动不干预、不牵制，并给以支持和指导。

五、论述题

1. 领导者的作风即领导者处理事物的风格，表现在思想上、工作上的态度和行为；主要是指领导者运用权力的方式

领导者的基本作风有三种类型：

(1) 权威型（或命令型，专制型、独裁型）领导方式　领导者运用其个人具有的职权、影响力制定决策，运用奖励、责罚方法促使下属执行组织目标

特点：①领导者一个人作决定，权责分明；②关心的重点是任务，而不关心完成任务的下属；③制定的制度比较严格；④通过强制性的力量使用权威；⑤发布命令的方式，解释较少，主要由下属执行；

(2) 民主参与型领导方式　权力定位于群体，成员知识、技能比较成熟，能参与决策，通过集体讨论，在一定范围内可以由群体决定工作内容和方法，有一定自主权。

特点：①领导者重视员工参予与信息交流，不仅关心任务的完成，而且关心下属；②听取下属意见后再作决策，体现了对员工的尊重；③员工的参与，可以把任务授权给其他人员。

(3) 自由放任型（允许型）领导方式　领导者很少运用权力，而把权力定位于成员，给下属高度的独立自主权，制定计划、决策、推行工作，领导者只布置任务及提供资料，很少参与指导、协调、监督、检查等职责，这种领导方式对少数具有专家水准的专业人员可以适当采用。

特点：①小组或个人作决定；②领导不运用权力。

2. 生命周期理论是一个重视下属的权变理论，即认为正确的领导行为要与下属的成熟度相适应，有效的领导行为应该把工作行为、关系行为和被领导者的成熟程度结合起来考虑。成熟度主要包括两项要素：工作成熟度与心理成熟度。

生命周期理论认为，随着下属由不成熟走向成熟，领导行为应不断改变，以取得良好的效果。例如：

①低工作、低关系的领导行为，适用于对成熟的下属，采取高度信任、充分授权，人尽其才，才尽其用。例如对主管护师以上人员。

②高工作、低关系的领导行为，适用于对不成熟的下属采取指令性工作，并加以指导、督促、检查。例如对刚从护校毕业的人员。

③高工作、高关系的领导行为适，用于对初步成熟的下属，采取说服、指导和检查，重视本人需求。例如对护校毕业年限较短的人员。

④低工作、高关系的领导行为适用于对比较成熟的下属，采取适当放权、参与管理，适当培养锻炼，重视本人的需求。例如对护师、护士长等人员。

对不同成熟程度的下属，采用不同的领导方式，才能有效的领导。

3. 领导者的素质是指领导者具有的内在因素、基质和基本条件，体现着和决定着领导者的才

能、领导水平、领导艺术、工作绩效。领导者素质的主要构成有：

(1) 政治素质：是领导者对其所从事的事业所抱的态度和所持有的立场，是领导者素质中最基本、最重要的因素；领导者要有较强的事业心和责任感，有献身精神，能够作到公正廉洁、忠诚积极、不谋私利和小团体的利益，全心全意为人民服务；要能够以身作则，树立“领导就是服务”的思想观念，以实际行动来影响和团结群众，自觉地接受群众监督。

(2) 业务素质：是领导者对本职工作熟悉的程度，是否精深和有相当的造诣。领导者的业务素质水平，不但直接影响和决定着领导素质，而且也直接影响着领导工作与领导艺术。

护理领导者不仅要具备医学、护理工作的知识，还要具备现代管理科学知识，与管理有关的社会科学知识和人文科学知识，对护理工作中提出的问题、项目、方案能够进行评估、选择和指导。护理领导者必需具有广博的业务知识，才能适应日趋复杂的综合性的领导工作。

(3) 心理素质：是领导者要有健康的、优良的心理状态，当领导者在繁重工作任务面前或处于关键时刻，其心理状态、情感、意志、情绪等是否优良也是相当重要的。一个领导者如果心理素质不够健康、不够优良，那么在领导活动中就不可能工作自如、指挥若定。

(4) 生理素质：即领导者身体健康状况，能否以旺盛的精力和饱满的情绪处理繁重的工作；在第一线工作的护理领导者，领导活动频繁，领导操作不断，脑子要想，眼睛要看，嘴里要讲，手脚不得休闲，没有健康的身体是不能适应的。

领导者素质构成不只这些，但是以上四点是十分重要的。

4. 领导者认识过程需要的才能包括敏锐的观察能力、牢固的记忆能力、稳定的注意能力和深刻而完备的思维能力。

①观察能力：是一种有目的、有计划、有组织的知觉，由于领导者的素质不同，领导者的观察能力也有强弱之分，将直接影响对客观事物认识的范围和程度，领导者良好的观察能力应具有观察的全面性、客观性与敏锐性。

②注意能力：是认知事物的基本保证，领导者应具有注意的稳定性、注意力集中；注意的广阔性，收集信息，了解情况的基本要求。

③记忆能力：领导者应具有记忆的敏捷性、准确性、持久性。

④思维能力：是认识的高级阶段，是对已有的知识进行推断和解决问题的过程，包括分析、综合、比较、概括等环节，其基本形式是概念、判断和推理。领导者的思维能力根据领导活动的需要应具有思维的广阔性；思维的精确性；思维的敏捷性；思维的灵活性；思维的逻辑性；思维的深刻性；思维的创造性；思维能力在领导活动中是分析问题、解决问题、进行科学决策的重要前提条件，具有重要作用。

5. ①首先明确将要授权的工作项目、职责、权力、完成任务时限及可利用资源；

②向被授权者明确解释目的与要求、预期效果及可能发生的问题；

③被授权者定期向领导者汇报进展，以掌握执行进度，利于对委派任务的检查、控制、指导；

④了解被授权者对接受责任的感受与要求，听取反馈信息；

⑤给予适当评价，成绩突出者给以表扬或奖励、晋升职位或扩大授权。

第十六章　激励理论及其应用

内容提要

第一节　激励及其过程

一、激励（Motivation）的概念与作用

（一）概念

激励是激发鼓励之意。是激发人的动机，诱导人的行为，使其发挥内在潜力，为实现组织目标而努力的过程。即调动和发挥人的积极性的过程。

（二）作用

每个人都需要自我激励、需要得到来自同事、团体、组织方面的激励和相互之间的激励。作为管理者，更需要对全体成员不断进行激励。激励是人员管理职能中最重要的部分，人的工作绩效取决于他们的能力和积极性水平。激发了人的工作积极性，就可以充分发挥其工作的主动性、创造性、提高组织的竞争能力，更好的实现组织目标。

二、激励过程

（一）人的行为的共同特征

人的行为虽然千差万别，但都具有以下共同之处：①人的行为是自己发动的；②任何一种行为都有其起因，起因是以人的未满足的需要为基础的；③人类行为不但有起因，而且有目标；④行为指向的目标没有达到以前，行为不会终止，也许会改变行为方式，但还是继续向目标进行；⑤人的行为具有可塑性，经过学习和训练可以改变行为内容。

（二）激励过程模式

人的行为共同特征说明，人的行为均为达到一定的目的和目标；这种行为又是围绕着满足需求的欲望进行的。因此，没有得到满足的需求是调动积极性的起点，是引起一系列导向行为的初始动机，因为未得到满足的需求会造成个人内心紧张，导致个人采取某种行为以满足需求来解除或减轻其紧张程度。目的达到时，需求满足，激励过程亦告完成。如果目的没达到而受到挫折，会相应采取积极行为或消极行为，继续不断再向目标进行。

第二节　激励理论简介

一、内容型激励理论（Content theory）

是着重研究人的需要内容和结构，及其推动人们行为的理论。

（一）马斯洛的《需要层次理论》(Hierarchy of needs theory)

是激励理论的奠基理论，在管理学界影响很大。

美国心理学家亚伯拉罕·马斯洛（Abrahan Harold·Maslow1908－1970）提出的需要层次理论认为人类的需求是以层次的形式出现的，由低级的生理需求开始逐级向上发展到高级的社会性需求。他认为人的基本需要可以归纳为五类层次：

1. 生理需求

2. 安定和安全的需求

3. 社交和情感的需求

4. 自尊与受人尊重的需求

5. 自我实现的需求

马斯洛认为，人类行为由上述五大类需要所驱动，而这些需要又是分层次由低级到高级发展并依次提高的。同一时期可能同时存在几种需要，但其中总有一种需要是占支配地位的。当需要得到满足以后，就不再显示激励的力量，只有未满足需要时才对人起激励作用。

马斯洛的需要层次论在管理上的应用在西方十分盛行，可以和各项管理措施紧密结合。它在阐述人的需要与行为之间关系的规律以及为激励人们更好的工作提供某些方向等方面具有科学性。同时也应注意在关于需要的层次性及分类问题等方面还有一定的局限性。

（二）双因素理论（Two－factor theory）

继“需要层次论”之后，美国心理学家赫茨伯格（F·Herzberg）提出了“激励－保健（Motivation Hygiene）因素”理论，简称为“双因素”理论。其基本要点为：

组织中影响人积极性的因素可按其激励功能的不同，分为激励因素和保健因素两大类。激励因素指那些可以使人得到满意和激励的因素，保健因素指那些能预防职工产生不满和消极情绪的因素。

由于两种因素在激励功能上有差别，调动积极性时主要应用激励因素，从工作本身来调动人的内在积极性；改善保健因素不能直接对人产生激励，即使有作用也只会暂时提高工作的满意程度。

“双因素”理论为激发职工的工作动机提供了新思路：①管理者若想持久而高效地激励职工，必须改进职工的工作内容，进行工作任务再设计，从而使职工能从中感到成就，责任和成长。还须经常给予职工表扬和赏识，使之感到受人重视和尊重。还应为职工设计出具有内在兴趣的工作任务，实行工作丰富化。②不应忽视保健因素，否则职工会不满和反抗。赫氏认为没有必要过分地改善保健因素，因为这样做充其量只能消除职工的不满情绪，不能直接提高工作积极性和工作效率。③具体应用时不可将两因素作绝对化的理解，因为激励因素也有保健作用，保健因素同样也含有激励作用。保健因素和激励因素是可以转化的，不是一成不变的，因此，有效的管理还在于力求化保健因素为激励因素。

二、行为改造型激励理论（Behavior modification theory）

重点研究如何改造和转化人的行为

（一）操作条件反射理论（Operat conditioning theory）

由美国哈佛大学心理学教授斯金纳（B·F·Skinner）提出。着重研究行为与影响行为的环境之间的关系，用不断改变环境刺激因素来达到增强、减弱、消失某种行为的过程。其中强化论（Reinforcement theory）是操作条件反射理论的核心。强化类型的选择有：

1. 积极强化（正强化）

即在行为发生以后，立即用物质或精神的鼓励来肯定这种行为，使个体感到对自己有利，从而增强以后该行为反应的频率。如表扬、奖励。

2. 消极强化

当一个特定的强化能够防止产生个人所不希望的刺激，就叫做消极强化，如职工努力工作是为了不受管理者的批评，逃避不希望得到的刺激结果。消极强化使用的目的也是为了加强所希望的行为。

3. 惩罚

在消极行为发生之后，给予某些令人不喜欢的对待，或取消某些为人所喜爱的东西，从而减少消极行为，或消除消极行为，这就叫惩罚。

4. 衰减

是撤消积极强化，从而衰减所不希望的行为。

应用强化理论，应以积极强化为主，奖励是激励的主要原则。但惩罚在过去、现在、将来也都是必要的手段。运用这一手段应注意：①惩罚的要合理，证明惩罚的正当；②掌握惩罚的时机，真象查明，及时处理；③击中要害；④罚就要重罚。

（二）挫折理论（Frustration theory）

挫折是指个体从事有目的的活动，在环境中遇到障碍或干扰，使其需要和动机不能获得满意时的情绪状态。挫折是一种个人主观的感受。

形成挫折的原因是多种多样的，归结起来不外乎客观原因和主观原因两种。客观原因产生的挫折包括自然环境（如天灾）和社会环境（如不好的人际环境）两方面。主观原因则是个人所具备的条件与个人动机的冲突（如个体的体力、能力、智力、外貌等，个人的个性、经验、思想意识、方法等条件）。

一般人们在受到挫折后，心理上、生理上都将产生种种反应。

1. 积极反应：积极进取，从挫折中吸取教益，取得新的成功。

2. 消极反应：主要表现有：①攻击；②冷漠；③幻想；④退化；⑤忧虑；⑥固执；⑦妥协等。

管理者对待受挫折的人一般可采用以下方法：

1. 采取宽容的态度帮助受挫者认识攻击等消极反应。

2. 提高认识、分清是非使其消极行为转为积极行为。

3. 改变环境创造适当条件，给以同情和温暖。

4. 精神发泄法使其表达受压抑的情感，达到心理平衡。

5. 心理咨询法与受挫人磋商，交换意见，帮助消除心理上的痛苦。

（三）公平理论（Equity theory）

该理论由美国心理学家亚当斯（JS Adams）提出。

1. 公平问题与公平理论。

凡有人群且存在利益分配的地方，便会产生社会公平问题。公平理论是侧重研究利益分配的合理性、公平性对职工积极性的影响问题。他认为，职工的工作态度和积极性不仅受其所得的绝对报酬（自己的实际收入）影响，而且还受其所得的相对报酬（自己的收入与自己的劳动之比值）影响，职工不仅会将自己付出劳动（或贡献）和所得报酬之比值与他人付出劳动（或贡献）和所得报酬之比值进行横向比较，还会把自己现在付出劳动（或贡献）和所得报酬之比值与自己过去付出劳动（或贡献）和所得报酬之比值进行纵向比较。

比较的结果，若两者比值大致相等，就会产生公平感，产生心理上的平衡感，若两者比值不相等，则产生不公平感。

若心理不安、不平衡，会采取以下措施减少不公平感：

①自我安慰：认为原来的判断可能不正确；

②改变比较和参照对象：以获得主观上的公平感；

③采取一定行为，给比较对象施加影响：以改变其实际付出或所得；

④采取一定行为，改变自己的付出或所得；

⑤摆脱目前分配关系一调离工作等。

总体上，不公平的分配与奖励对当事人的影响是消极多于积极。

2. 公平理论在实践中的意义

各单位在实际分配过程中存在着大量的人与人之间、群体与群体之间的人际矛盾和不满情绪。产生原因常常是由于人们的横向比较（纵向比较虽然存在，但不是主要的）。人们对工资报酬和奖金等收入，不仅仅看作是一种单纯的经济分配，而往往是透过经济报酬来估价自己的工作成绩，来分析同事和领导对自己的评价和看法。当人们感到自己的付出比他人多，而所得的反比他人少，就会感到不公平、不合理，内心产生不平衡、受委屈，自尊心因此也受到挫伤，不满情绪油然而生。

对上述种种不公平感，我们应做深入的分析。造成不公平感的原因包括客观分配的不公平和个人在认知上的主观片面性。对于不同原因产生的不公平感，领导者应采取不同的方法和措施才能有效地消除或减少，以保证工作人员积极性的充分发挥。

三、过程型激励理论（Process theory）

着重研究人们选择其所要做的行为的过程。主要是说明行为是怎样产生的，是怎样向一定方向发展的，如何能使这种行为保持下去，以及怎样结束的整个过程。

（一）目标设置理论（Goal－Setting theory）

美国心理学教授洛克（EA Locke）。研究发现大多数激励因素都是通过目标来影响工作动机的。因此，重视并尽可能设置合适的目标是激发动机的重要过程。

洛克提出，任何目标都可以从下面三个程度来分析：①目标的具体性，即能精确观察和测量的程度；②目标的难度，即实现目标的难易程度；③目标的可接受性，即人们接受和承诺目标或任务指标的程度。他们的研究表明，从激励的效果或工作行为的结果来看，合适的目标，也即具体的、难度较大而又为人们接受的目标所具有的激励作用最大。

目标设置理论是较新的一种激励理论。因为目标是人类行为最直接的调节或决定因素，人的需要、价值观、期望等都要通过目标来影响行为，因此设置合适的目标是管理中最直接有效的激励方法和技术。管理者应做到①让全体人员了解组织目标和个人的具体目标；②尽可能提供参与制定和实现目标的各种机会；③经常不断的给予目标进程的反馈；④根据大家实现目标的程度给予不同程度的肯定和奖励，等等。只是这样，广大职工的积极性才会充分调动起来。

（二）期望理论（Expectency theory）

美国心理学家弗罗姆（VH Vroom）提出，当人们有需要，又有达到目标的可能，其积极性才能高。激励水平取决于期望值和效价的乘积。即：一个人工作积极性的高低和持久程度，取决于对某一行为导致的期望目标或结果之可能性大小的判断（包括达到一定工作成绩的可能性和获取相应报酬的可能性）以及主观认为目标能够满足自己需要的程度。

期望理论在管理实践中产生了重大的影响。作为一种分析工具，它能使管理者明确了解职工的积极性是否已被充分调动，若没有充分调动，应找出原因。若想有效地激发职工工作动机，必须正确处理好三种关系：

1. 努力与工作成绩的关系。即通过努力有较大可能获得好成绩，也即期望值较高时，人们就会信心十足地去做好工作。

2. 工作成绩与奖酬的关系。即职工作出一定成绩和期望得到的奖酬之间的关联性。

3. 奖酬与满足需要的关系。任何奖励报酬只有对人产生足够大的吸引力时才会激发积极性。

不同类型的激励理论各有其侧重面。调动积极性的有效管理在于重视个体需要基础上的各种方法的综合，应结合实际情况加以应用。

第三节　护理管理中激励理论的应用

本节举例说明激励理论如何应用于护理管理实践中。

一、安排"不受欢迎的工作"

组织中常见的倾向是把一些"不受欢迎的工作"分配给工作表现优秀的职工，以保证工作正确、及时完成。这种方法易使被分配者产生不满意感，从而降低积极性。比较好的作法是由工作人员主动选择工作，并做为工作优秀给以应有的报酬。另一种方法是对"不受欢迎的工作"有规律地轮流担任，不公平感就不易产生。还可采取的方法是对主动接受并能及时出色完成"不受欢迎工作"的人员给予鼓励，并可提供工作选择权，以增强满意感。

二、工作任务的设计

工作任务设计是指为了有效地达到组织目标，而选取与满足职工个人需要有关的工作内容、工作职能和工作关系的设计。

如临床护理工作任务设计时，应注重护理工作专业化发展与整体护理的需要。如果只设计功能制护理，未作其它设计，虽然注重了技术和效率，但不利于满足护理人员工作满意、成就感、受到尊重、得到个人成长和发展等需要，会产生不利的心理影响，从而降低满意感与激励力。使工作范围扩大和内容丰富是消除消极影响的方法。工作范围扩大使护士参与多种形式的任务，增加工作多样性；工作内容丰富使护士有选择工作、评价工作、参与工作的自主权。

许多管理专家的调查研究证明，常规化的、重复性的工作与工作满意感负性相关，如不尽早解决，会成为护理人员产生挫折感的根源。要提高护士工作满意感，控制来自这方面的压力，护理管理者应使用激励理论，对工作任务安排不断加以研究和设计，这是形成护士良好工作环境的重要内容之一。

测　试　题

一、名词解释（本科生可用英语名词出题）

1. 激励（Motivation）
2. 激励因素
3. 保健因素
4. 积极强化（正强化）
5. 消极强化
6. 挫折（Frustration）
7. 工作任务设计

二、填空题

1. 双因素理论认为影响人积极性的因素按其激励功能的不同，分为________和

__________两大类。

2. 强化理论中提出，强化类型的选择有：__________、__________、__________和__________。

3. 期望理论提出，若想有效地激发职工工作的主动性，必须正确处理好三种关系，即：__________的关系__________的关系和__________的关系。

三、多项选择题

1. 人的行为具有以下共同特征
   a. 人的行为都有其起因
   b. 人的行为会始终指向目标
   c. 人的行为是情感在行动上的表现
   d. 人的行为具有可塑性
   e. 人的行为是自己发动的

2. 激励过程模式包含有以下要素
   a. 目标
   b. 动机
   c. 行为
   d. 满足
   e. 需要

3. 激励理论可划分成以下几种类型
   a. 满足需要型
   b. 行为改造型
   c. 强化动机型
   d. 过程型
   e. 内容型

4. “双因素理论”认为
   a. 满意的对立面是不满意
   b. 满意的对立面是没有满意
   c. 不满意的对立面是没有不满意
   d. 不满意的对立面是满意
   e. 没有满意的对立面是没有不满意

5. 运用惩罚手段应注意
   a. 罚的正当
   b. 罚要重罚
   c. 抑制使用
   d. 把握时机
   e. 击中要害

6. 当人们主观感觉出现以下情况，会产生心理紧张不安和不平衡
   a. 自己的所得/付出比值过高
   b. 自己的所得/付出比值过低
   c. 他人的所得/付出比值过高
   d. 他人的所得/付出比值过低
   e. 以上情况均可能

7. 具有下列性质的目标对人们的激励作用最大
   a. 具体的
   b. 多重的
   c. 没有困难的
   d. 难度较高的
   e. 可接受的

8. 期望理论认为，人们激励的水平取决于以下变量的乘积
   a. 目标
   b. 报酬
   c. 期望值
   d. 效价
   e. 关联性

四、简答题

1. 举例说明何为激励因素？何为保健因素？两因素在激励功能上的主要差别是什么？
2. 简述操作条件反射理论的主要内容。
3. 人们往往在产生不公平感时采取哪些措施来寻求心理平衡？
4. 目标设置理论揭示管理者如何激励下属的积极性？

五、论述题

1. 应用“需要层次理论”分析护士的基本需要，并阐述该理论在激励中的应用。
2. “双因素理论”为激发职工的工作动机提供了哪些思路？
3. 管理者应使用哪些方法对待受挫折的下属？

4. 公平理论的主要研究内容，它在实践中的意义。

参考答案

一、名词解释

1. 激励是激发鼓励之意。是激发人的动机，诱导人的行为，使其发挥内在潜力，为实现组织目标而努力的过程。即调动和发挥人的积极性的过程。
2. 激励因素指那些可以使人得到满意和激励的因素。
3. 保健因素指那些能预防职工产生不满和消极情绪的因素。
4. 即在行为发生以后，立即用物质或精神的鼓励来肯定这种行为，使个体感到对自己有利，从而增强以后该行为反应的频率。
5. 当一个特定的强化能够防止产生个人所不希望的刺激，就叫做消极强化。
6. 挫折是指个体从事有目的的活动，在环境中遇到障碍或干扰，使其需要和动机不能获得满意时的情绪状态。挫折是一种个人的主观感受。
7. 工作任务设计是指为了有效地达到组织目标，而选取与满足工作者个人需要有关的工作内容、工作职能和工作关系的设计。

二、填空题

1. 激励因素　保健因素
2. 积极强化（正强化）　消极强化　惩罚　衰减
3. 努力与工作成绩　工作成绩与奖酬　奖酬与满足需要

三、多项选择题

1. a b d e
2. a b c e
3. b d e
4. b c
5. a b d e
6. a b
7. a d e
8. c d e

四、简答题

1. 组织中影响人积极性的因素可按其激励功能的不同，分为激励因素和保健因素两大类。激励因素指那些可以使人得到满意和激励的因素，例如成就、赏识、责任感、发展等；保健因素指那些能预防职工产生不满和消极情绪的因素，如工作条件、地位、工作安全保障。两因素在激励功能上的主要差别在于：激励因素往往与工作本身的特点和工作内容有关，对职工能产生直接的激励作用；保健因素往往与工作环境或外部因素有关，如职工对政策、行政管理、人际关系、薪金、个人或家庭因素等会引起不满和消极情绪，如改进则能预防和消除职工的不满。与卫生保健对身体健康所起的作用相似，因而称为保健因素。
由于两种因素在激励功能上有差别，调动积极性时主要应用激励因素，从工作本身来调动人的内在积极性，改善保健因素不能直接对人产生激励，即使有作用也只会暂时提高工作的满意程度，其效果十分有限。
2. 操作条件反射理论着重研究行为与影响行为的环境之间的关系，用不断改变环境刺激因素来达到增强、减弱、消失某种行为的过程。其中强化论是操作条件反射理论的核心。强化类型的选择有：①积极强化；②消极强化；③惩罚；④衰减。应以积极强化为主要手段，其它强化手段也是必要的手段，但应是次要的。

3. 当人们产生不公平感、心理不安、不平衡时，会采取以下措施减少不公平感：

①自我安慰：认为原来的判断可能不正确；用认识机制降低不公平感。

②改变比较和参照对象：以获得主观上的公平感，如“比上不足，比下有余”。

③采取一定行为，给比较对象施加影响：以改变其实际付出或所得。如降低别人威信，干扰别人工作。

④采取一定行为，改变自己的付出或所得。如消极怠工、发牢骚，给领导施加压力，让其增加工资等。

⑤摆脱目前分配关系一调离工作等

4. 目标设置理论认为目标是人类行为最直接的调节或决定因素，人的需要、价值观、期望等都要通过目标来影响行为，因此设置合适的目标是管理中最直接有效的激励方法和技术。管理者应做到①让全体人员了解组织目标和个人的具体目标；②尽可能提供参与制定和实现目标的各种机会；③经常不断的给予目标进程的反馈；④根据大家实现目标的程度给予不同程度的肯定和奖励，等等。只是这样，广大职工的积极性才会充分调动起来。

五、论述题

1. 按照马斯洛的需要层次理论，认为人类的需求是以层次的形式出现的，由低级的生理需求开始逐级向上发展到高级的社会性需求。他认为人的基本需求可以归纳为五类层次。主要有：生理需求、安定和安全的需求、社交和情感的需求、自尊与受人尊重的需求以及自我实现的需求。(以护士的基本需求为例分析)。

人类的行为由基本需求所驱动，同一时期可能同时存在几种需要，但其中总有一种是占支配地位的。未满足的需要对人起激励作用。管理活动中，管理者通过了解下属未满足的需要，特别是优势需要，采取相应管理措施去逐步满足这些需要，从而激励人们更好的工作。

2. “双因素”理论为激发职工的工作动机提供了新思路：①管理者若想持久而高效地激励职工，必须改进职工的工作内容，进行工作任务再设计，从而使职工能从中感到成就，责任和成长。还须经常给予职工表扬和赏识，使之感到受人重视和尊重。还应为职工设计出具有内在兴趣的工作任务，实行工作丰富化。②不应忽视保健因素，否则职工会不满和反抗。但没有必要过分地改善保健因素，因为这样做充其量只能消除职工的不满情绪，不能直接提高工作积极性和工作效率。③具体应用时不可将两因素作绝对化的理解，因为激励因素也有保健作用，保健因素同样也含有激励作用。保健因素和激励因素是可以转化的，不是一成不变的，因此，有效的管理还在于力求化保健因素为激励因素。

双因素理论在现代激励理论中占有重要地位，提醒人们不要忽视工作本身的特征对激励的重要意义，使人们对激励的内容尤其是内在激励的作用有了新的认识。

3. 一般应采用以下方法

(1) 采取宽容的态度

帮助受挫折者是领导者的责任之一。领导者应把受挫者看成像生理上的病人产生了心理上的病来帮助。对受挫者的攻击行为采取宽容的态度。

(2) 提高认识、分清是非

在受挫者冷静后，要以理服人，帮助其提高认识、分清是非，促使受挫者变消极行为为积极行为。

(3) 改变环境

调离工作和生活环境，给受挫者以同情和温暖，创造更为适当的条件。

(4) 精神发泄法

使受挫者可以自由表达他受压抑的情感，达到心理平衡，恢复理智状态。

(5) 心理咨询法

即一种心理治疗。与受挫人磋商、交换意见，以提高其认识水平，帮助消除心理上的痛苦。

4. 凡有人群且存在利益分配的地方，便会产生社会公平问题。公平理论是侧重研究利益分配的合理性、公平性对职工积极性的影响问题。他认为，职工的工作态度和积极性不仅受其所得的绝对报酬（自己的实际收入）影响，而且还受其所得的相对报酬（自己的收入与自己的劳动之比值）影响，职工不仅会将自己付出劳动（或贡献）和所得报酬之比值与他人付出劳动（或贡献）和所得报酬之比值进行横向比较，还会把自己现在付出劳动（或贡献）和所得报酬之比值与自己过去付出劳动（或贡献）和所得报酬之比值进行纵向比较。比较的结果，若两者比值大致相等，就会产生公平感，若两者比值不相等，则产生不公平感。公平理论在实践中有重要意义。各单位在实际分配过程中存在着大量的人与人之间、群体与群体之间的人际矛盾和不满情绪。产生原因常常是由于人们的横向比较如对工资报酬和奖金等收入，不仅仅看作是一种单纯的经济分配，而往往是透过经济报酬来估价自己的工作成绩，来分析同事和领导对自己的评价和看法。当人们感到自己的付出比他人多，而所得的反比他人少，就会感到不公平、不合理，内心产生不平衡、受委屈，自尊心因此也受到挫伤，不满情绪油然而生。总体上，不公平的分配与奖励对当事人的影响消极多于积极。造成不公平感的原因包括客观分配的不公平和个人在认知上的主观片面性。对于不同原因产生的不公平感，领导者应采取不同的方法和措施才能有效地消除或减少，以保证工作人员积极性的充分发挥。

第十七章　管理沟通

内 容 提 要

第一节　概念及功能

一、概念

管理沟通即“信息沟通”，也称“意见沟通”、“意见交流”、“情报沟通”、“沟通联络”、“沟通交流”等，可简称“沟通”(Communication)。

确切地说，所谓沟通是指将某一信息传递给客体或对象，以期取得客体作出相应反应效果的过程。

沟通的概念包括三个含义：

1. 沟通是双方的行为，而且还要有中介体。“双方”既可以是“人”，也可以是“机器”，因此有“人—人之间”、“人—机之间”、“机—机之间”三种表现形式。本章主要讨论人—人之间的沟通。

2. 沟通是一个过程。完整的沟通包括七个环节。（见教材第十七章图 4—8）

3. 编码、译码和沟通渠道是沟通过程取得成效的关键环节。

二、沟通的功能及组织沟通的目的

（一）沟通的功能

可分两类：一类是工具式沟通；另一类是满足需求的沟通。

（二）组织沟通的目的

主要有：①收集资料；②指导及改变组织成员的行为；③建立和改善人际关系。

第二节　沟通的形式和常用方法

一、沟通的形式

（一）按沟通的媒介分类

可以分为书面沟通、口头沟通和非语言沟通三类。各有优、缺点，应用时应根据需要。

（二）按沟通的方向分类

可以分为垂直沟通（又分上行、下行两个方向）、平行沟通和斜向沟通。这里主要指组织机构内的沟通。

（三）按沟通的渠道分类

可分为正式沟通与非正式沟通。

正式沟通渠道存在五种典型的沟通网络（见教材第十七章第二节图 4—9），这些网络对群体活动效率有不同的影响。护理管理者应根据每种沟通网络的优缺点，均衡利弊，选择和变化使用。非正式沟通往往表露人的真实思想和动机，也有优缺点，现代管理中同样重视非正式沟通渠道。

二、组织沟通常用的方法

（一）发布指令

（二）会议制度

（三）交谈

（四）其他形式：如汇报、报表、访谈等。

第三节　护理管理者有效沟通的原则

一、常见信息沟通的障碍

（一）信息发出者的问题

常见发生障碍的原因有：信息编码不准确、信息传送不全、信息传递不适时。

（二）信息接受者的问题

主要原因有：忽视信息、信息译码不准确、拒绝接受信息等。

（三）沟通通道的问题

主要有：信息发出者选择的沟通媒介不合适、几种媒介互相冲突、沟通渠道过长等。

沟通中要提高有效性，必须消除和克服以上障碍。

二、有效沟通的原则

（一）信息明确的原则

发出的信息应具有价值、所用的语言和传递方式能被接受者所理解。

（二）组织结构完整性的原则

组织内的沟通应以维护组织完整性为前提。

（三）及时性原则

即及时进行信息传递。

（四）非正式沟通策略的原则

对非正式的沟通渠道应兴利除弊、加以利用。

（五）重视交谈与倾听技巧的原则

应重视沟通的技巧性，重视提高沟通效果。

第四节　组织角色与沟通技巧

一、组织角色对于沟通的影响

组织地位与角色或称组织角色（Organizational role）会对沟通效果有重要的影响。组织角色不同，可以产生不同的态度和观点与不同的利害关系，因而当接触新信息时，就会依本身的态度和利益加以评估，从而导致不同的意见和结论。管理者与下属之间，因为特殊的组织角色关系，将会使沟通发生种种问题。

二、积极倾听技巧

（一）主动倾听与被动倾听

有效的倾听是积极主动的而非被动的。被动倾听是在只有当谈话者提供的信息清楚明了、生动有趣从而引起注意力时，接受者才可能接受传递的绝大部分信息。

积极倾听有四项基本要求：

1. 专注　即精力非常集中

2. 移情　要求把自己置身于谈话者的位置上，努力理解谈话者想表达的含义。

3. 接受　即客观地倾听内容而不作判断。

4. 对完整性负责　倾听者要千方百计地从沟通中获得谈话者所要表达的信息。

（二）有效的积极倾听技巧

“倾听”的技术可归纳为以下具体行为：

①了解下属们的谈话内容、背景及尚未表达的意见；②用面部表情或点头激励下属发言，尽可能不打断话题或显得不耐烦；③听下属的“弦外之音”和体会他们的感情；④最后告诉下属你的看法，言词要缓和；⑤多用疑问语来澄清混淆的谈话内容；⑥不质问对方；⑦不教训下属；⑧不离题太远；⑨当下属结束话题后，尽量作出对问题的判断与结论，不可用敷衍态度和模棱两可的言词表达；⑩情绪上不要过于激动；⑪安排较充分和完整的交谈时间等。

三、谈话的技巧

（一）谈话的性质及其作用

谈话具有较强的思想性、艺术性、科学性与技巧性。谈话有很强的感情色彩。谈话是领导者一项主要工作形式。

谈话的作用有：监督作用、参与作用、悉人作用、指示作用。

（二）谈话的形式

分为正式、非正式两种，领导者应积极采用各种谈话形式为管理工作服务。

（三）谈话的技巧

需反复训练、实践才能获得以下谈话技巧：①善于激发下级谈话的愿望；②善于启发下属讲真情实话；③善于抓往重要问题；④善于掌握评论分寸；⑤善于表达对谈话的兴趣和热情；⑥善于克制自己、避免冲动；⑦善于对付谈话中的停顿；⑧善于把谈话中的公事与私事分开。

四、有效训导技能

训导（Discipline）指的是为了强化组织规范或规章，管理者所进行的活动。

（一）训导原则

主要有：即时性；事先警告；一致性（公正一致地对待员工；不针对具体人，处罚应与过错相联系，即对事不对人）。

（二）开发有效的训导技能

有效训导的实质包括以下七种行为：

1. 以平等、客观、严肃的方式面对员工；
2. 具体指明问题所在；
3. 使讨论不针对具体人；
4. 允许下属陈述自己的看法；
5. 保持对讨论的控制；
6. 对今后如何防范错误达成共识；
7. 逐步加重处罚，考虑环境因素的影响。

五、组织会议的技能

（一）性质和形式

可以有自上而下指导性的会议，汇报性质的会议或以商讨为主的会议等。

（二）准备工作

应有会议计划；如果是做计划或开汇报会，应提前通知有关人员做好准备；提前准备会议必要的文字材料、设备、仪器等。

（三）注意事项

1. 主持人一般应使用民主参与型领导方式；
2. 连续性的讨论会应回顾上次会议情况；
3. 围绕会议目的集中解决主要问题；
4. 控制会议中出现的干扰性问题；
5. 会议结束时尽量做出结论并作出解释；
6. 会议应做记录并妥为保存，以备查阅。

六、护理查房

（一）目的

通过护理查房，可发现护理过程中的问题；促进患者及家属参与护理工作；增强护患关系；提高护理人员沟通技能；提高和促进护理人员学习护理理论；护理人员互相交流、学习经验，提高业务水平；促进护理人员统一认识、同级合作等。

（二）程序和方法

1. 查房前应制订计划，做好必要的准备；
2. 选择适当的病人，并得到病人配合；

3. 查房前主讲人做好充分准备，熟悉有关资料、学习有关知识；

4. 主讲人进行护理报告，主持人引导讨论方向，调动与会者积极参与讨论，做出总结与评估。

（三）注意事项

临床查房内容应以病人为中心；需对病人回避的问题应选合适的地点进行；参加人员不宜过多；床边查房时间不宜过长；记录应予保存等。

第五节　管理信息系统在护理中的应用

管理信息系统（Manageriel Information System，MIS）是能够经常地为管理层提供所需信息的系统。本节主要讨论计算机的应用系统。

一、护理信息系统的发展

近十几年，护理信息系统（Nursing Information System）已发展成为医院信息系统的重要组成部分，在医院管理中具有重要作用。

国外自五十年代以来，计算机已逐渐普及到医院各个部门，逐渐形成了“护理信息系统”；70 年代以来，国际上召开了一系列学术会议，广泛讨论护理信息问题；80 年代末期，护理信息学逐渐趋于成熟。护理信息系统是信息科学和计算机技术在护理领域中的应用，是医药信息系统重要的组成部分。

二、护理信息系统的功能

护理信息系统对提高护理质量、加强正规化的科学管理具有非常重要的作用，也为医院信息系统的其它功能服务。

（一）临床护理中的应用

1. 处理医嘱

2. 书写护理文件

3. 计算机辅助护理诊断系统

4. 监护、医疗仪器

5. 患者咨询、宣教

（二）护理管理中的应用

1. 人事管理

2. 各类报表及工作量统计

3. 护理质量管理

4. 病房管理

5. 其它方面的管理

（三）教学、培训中的应用

（四）护理科研中的应用

（五）为医院信息系统的其它功能服务

三、应用护理信息系统应注意的问题

（一）应正确认识护理信息系统的作用

（二）学习和研究相关的知识与操作技能

（三）加强计算机运行环境的建设

包括促进硬件建设；建立必要的使用制度及人员培训；必要时成立管理机构；逐步试用和推广已开发的护理信息系统（软件）等。

测 试 题

一、名词解释

1. 沟通（Communication）
2. 管理信息系统（Managerial Information System，MIS）
3. 组织地位（Organizational Status）
4. 护理查房
5. 护理信息系统（Nursing Information System）

二、填空题

1. 在管理沟通中，沟通的“双方”可以表现出是__________的沟通，也可是__________的沟通，还可以是__________的沟通形式。
2. 完整的沟通过程包括七个环节。如图所示：

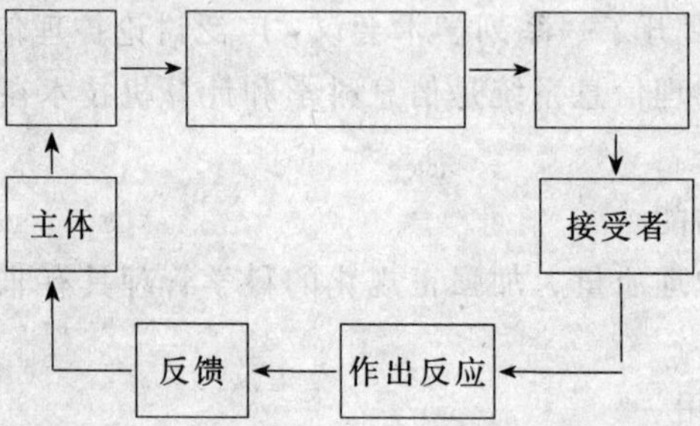

3. 信息沟通依其功能可分为两类：一类是__________；另一类是__________沟通。
4. 沟通的形式，按沟通媒介分类，可以分为__________、__________和__________三类。
5. 组织内的管理沟通，按沟通方向分类，可以分为__________、__________和__________三类。
6. 正式沟通是________________________________。
7. 非正式沟通是________________________________。
8. 角色一般是指________________________________。
9. 训导（Discipline）指的是为了____________________管理者所进行的活动。

三、多项选择题

1. 在正式沟通网络的类型中，领导意图明确性高的类型有
   a. 全通道式
   b. “Y”式
   c. 链式
   d. 轮式
   e. 圆周式
2. 在管理中，有效沟通应掌握的原则有
   a. 及时性
   b. 组织结构完整性
   c. 明确性
   d. 技巧性
   e. 灵活性
3. 主动倾听的基本要求有
   a. 对完整性负责
   b. 不分散精力
   c. 移情
   d. 接受

e. 及时做出结论与判断

4. 训导的基本原则有

a. 一致性

b. 完整性

c. 事先警告

d. 对事不对人

e. 即时性

5. 沟通过程中易出现障碍的关键环节有

a. 信息接受者

b. 译码

c. 信息发出者

d. 编码

e. 媒体

四、简答题

1. 管理沟通中，人与人之间的沟通有哪些特殊性？
2. 组织沟通的主要目的。
3. 组织内非正式沟通的特点及意义。
4. 常见信息沟通的障碍有哪些？
5. 主动倾听与被动倾听的区别，主动倾听的基本要求。
6. 领导者与下属谈话的主要作用。
7. 护理查房的目的。

五、论述题

1. 管理者与被管理者在组织沟通中会有何不同？为什么？
2. 管理者在与下级个别谈话时应掌握哪些技巧？
3. 管理者对下属进行有效的训导应采取哪些行为？
4. 护理信息系统具有哪些方面的功能？

参 考 答 案

一、名词解释

1. 沟通是指将某一信息传递给客体或对象，以期取得客体作出相应反应效果的过程。
2. 是能够经常地为管理层提供所需信息的系统。是管理中的信息交流相互关联，构成的一个整体。
3. 组织地位是指某成员在组织内的层次位置，表现在头衔、职位上的不同。也可称为组织角色。
4. 护理查房是临床护理工作中为了提高护理质量及临床教学（为提高学生或在职护理人员业务水平）而采取的一种管理方式。实质也是一种会议的形式。
5. 是一个可以迅速收集、储存、处理、检索、显示所需护理动态资料，并进行对话的计算机系统。

二、填空题

1. 人—人之间　　人—机之间　　机—机之间

2. 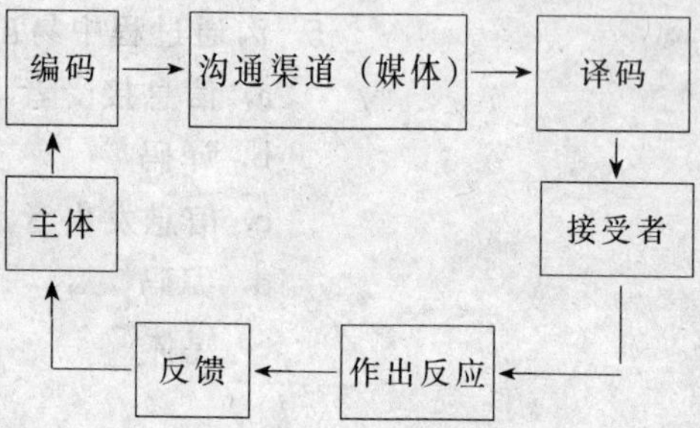

3. 工具式沟通　满足需求的

4. 书面沟通　口头沟通　非语言沟通

5. 垂直沟通　平行沟通　斜向沟通

6. 通过组织正式的渠道进行信息的传递和交流

7. 是在正式沟通渠道之外进行的信息传递或交流

8. 对居于某种位置的人所被期望表现的某类特定行为

9. 强化组织规范或规章

三、多项选择题

1. b　d
2. a　b　c　d
3. a　b　c　d
4. a　c　d　e
4. b　d　e

四、简答题

1. 人与人之间沟通的特殊性有：①主要是通过语言（或文字、体语形式）来进行；②沟通不仅是信息的交流，而且包括情感、思想、态度、观点的交流；③沟通中心理因素有重要意义。在信息发出者和接受者之间，需彼此了解对方进行交流的动机和目的；且信息交流的结果会改变人的行为；④人与人之间的沟通会出现心理障碍。

2. 在群体或组织中，信息沟通的主要目的有：

(1) 收集资料：收集组织外部和内部的信息，为制定决策提供参考。

(2) 指导及改变行为：在组织推行一种政策或开展某项工作时，沟通能改变下属原有的态度，使其合作，达到控制、指导、激励的作用。

(3) 建立和改善人际关系：满足组织成员的社会心理需要。

3. 组织内非正式沟通是在正式沟通渠道之外进行的信息传递或交流。由于与非正式组织的感情基础相联系，往往人的真实思想和动机在非正式沟通中表露出来，信息传递快，起着补充正式沟通的作用。

在任一群体中，经常有少数成员成为非正式消息的传播者。对非正式沟通形式在实际中是客观存在的，管理中应加以重视并予以利用，有时对做好组织协调工作，有一定积极意义。非正式渠道形式活跃，可能预示正式渠道不够通畅，或群体所关心的热点问题没有从正式渠道获得，管理人员应注意疏通。对非正式渠道应兴利除弊，为群体和组织目标服务。总的来说不应忽视，在原则上应采用利用非正式沟通的原则。

4. 常见信息沟通的障碍主要有：

(1) 信息发出者的问题：表现为①信息编码不准确；②信息传送不全；③信息传递不适时等。

(2) 信息接受者的问题：表现为①忽视信息；②信息译码不准确；③拒绝接受信息。

(3) 沟通通道的问题：表现为①信息发出者选择的沟通媒介不合适；②几种媒介互相冲突；③沟通渠道过长等。

5. 有效的倾听是积极主动的而非被动的。被动倾听时，只有当说话者提供的信息清楚明了、生动有趣从而引起你的注意力时，才可能接受传递的绝大部分信息。而积极倾听则要求投入精力，接受信息者站在说话者的角度上理解信息。积极倾听有四项基本要求，即①专注；②移情；③接受；④对完整性负责。应开发有效的积极倾听技巧。

6. 领导者与下属谈话主要作用有：

(1) 监督作用　了解工作进展等；

(2) 参与作用　领导者处于参与位置；

(3) 悉人作用　了解下属的心理与品质，作出正确的判断；

(4) 指示作用　谈话可传达上级指示和领导者意图。

7. 护理查房可达到以下目的：

(1) 通过护理查房，发现护理过程中的问题。

(2) 临床查房可促进患者及家属参与护理工作，护理人员传授有关知识，患者可表达对护理的感受、意见和建议。

(3) 增强护患关系。共同讨论对患者的护理，使双方更熟悉和密切。

(4) 提高护理人员沟通交流的技术和能力。

(5) 提高和促进护理人员学习护理论。

(6) 护理人员互相交流，学习经验，护士长或教师进行示范，提高业务技术水平。

(7) 使护理人员统一认识，共同参与护理计划的制订、修改、实施。促进同级合作。

五、论述题

1. 管理者与被管理者作为上级和下属，因为特殊的角色关系会使沟通发生种种问题。①下级方面：因其发展前途在很大程度上操之于上级之手，使得在与上级接触时产生某些心理状态会影响沟通。一方面不愿发生对自己不利的影响，会对沟通内容加以选择和控制，可能会掩盖对自己不利的事实，或选择有利的内容解说，另一方面对上级“下向沟通”的内容也会发生歪曲。因为想从沟通中得到更多微妙的信息，可能会加以猜测，或捕风捉影。②上级方面：由于所接触的范围较广，信息较多，在上下级接触时，往往一个人滔滔不绝变成单向沟通。这些情况均取决于上下级的关系。如果属权威型领导，可能发生上述情况较多。如上级能容忍下属某些错误或能接受批评，可使沟通的歪曲程度大为减少。

由于管理者与被管理者组织角色的不同，在组织内会产生不同的态度、观点与不同的利害关系，因而在接触新信息时，就会依本身的态度和利益加以评估，从而导致不同的意见和结论，对一些问题产生不同的反应。

2. 谈话的技巧

(1) 要善于激发下级谈话的愿望；

(2) 善于启发下属讲真情实话；

(3) 善于抓住谈话中的重要问题；

(4) 善于掌握评论分寸；

(5) 善于表达对谈话的兴趣和热情；

(6) 善于克制自己、避免冲动；

(7) 善于对付谈话中的停顿；
(8) 善于把谈话中的公事和私事分开。
3. 有效训导技能的实质应包括以下行为
(1) 以平等、客观、严肃的方式面对员工；
(2) 具体指明问题所在；
(3) 使讨论指向行为而不是人格特征；
(4) 允许下属陈述自己的看法；
(5) 保持在违规员工利用一切机会为自己开脱或干扰训导时的控制；
(6) 对今后如何防犯错误达成共识，即训导应包括对改正错误的指导。
(7) 如果某种违规行为重复发生，则处罚应逐级加重。
4. 护理信息系统对提高护理质量、加强正规化的科学管理具有非常重要的作用，同时也为医院信息系统的其它功能服务。具体有：
(1) 临床护理中的应用　包括处理医嘱；书写护理文件；计算机辅助护理诊断系统帮助收集资料、做出护理诊断、自动生成护理计划等；监护、医疗仪器；患者咨询、卫生宣教等。
(2) 护理管理中的应用　包括人事管理；各类报表及工作量统计；护理质量管理；病房管理；其它物资等方面的管理等。
(3) 教学、培训中的应用　建立教学软件或题库；辅助自学练习；模拟考试；知识竞赛；教学管理；储存资料等。
(4) 护理科研中的应用　文件检索；资料积累；统计学处理等，可提高效率。
(5) 为医院信息系统其它功能服务　医院信息系统中央数据库为护理系统提供大量信息，护理信息系统也可与其他人员共享，有利发挥医院整体功能。

总之可加强护理全面、科学化管理，有利于提高护理质量、工作效率和管理水平。

第十八章　人际关系

内 容 提 要

第一节　人际关系的一般问题

一、人际关系的概念

人际关系是指人与人之间的相互关系，每一个生活在社会中的人都要和其他人发生各种各样的相互关系，这种关系就是人际关系。

群体人际关系是社会关系、生产关系、经济关系的具体体现。这些关系是通过心理关系这一中介因素对个人发生作用，制约人际关系的心理距离。心理因素包含交往中的认知、情感，意向行为三种成分。

二、人际关系的重要性

（一）建立和谐的人际关系是人的基本需要

心理学家修兹（W·C·Schutz）认为每一个人都具有人际关系的需求。这种心理需求每个人是不同的，可以分为三类，而且每种类型会发展成不同的人际反应特点。

1. 参与的需求　人有希望与他人来往、结交、建立并维持和谐关系的欲望。

2. 控制的需求　在权力上有与他人建立并维持良好关系的欲望。

3. 感情的需求　在感情上有与他人建立并维持良好关系的欲望。

修兹又将行为表现分为主动表现型和被动地期待别人行动型。由此在参与、控制和感情需求上表现出六种（参见教材第十八章第一节表 4-1）基本人际关系的反应倾向。

（二）人际关系对人的信念和行为的影响

在交往中，人们通过语言、思想、观点、感情来互相影响。其积极或消极影响主要表现在以下方面：

1. 影响群体内聚力和工作效率

2. 影响职工的身心健康

3. 影响职工的自我发展和自我完善

三、人际关系的类型

（一）按公私关系分类

是基本的分类方法。

1. 公务关系　即工作关系，是管理系统中的职务关系。

2. 私人关系　即由于自发的心理需要而产生的私人关系。在管理系统中，没有脱离私人关系的纯公务关系，私人关系会对公务关系发生影响。

（二）按个人与不同对象之间的关系分类

1. 两个人之间的关系

2. 个人与群体之间的关系

3. 个人与组织之间的关系

（三）按人际关系中的表现分类

1. 顺从型　其表现特征为在交往中“朝向他人”。

2. 进取型　其表现特征为在交往中“对抗他人”。

3. 疏离型　其表现特征为“疏离他人”。

第二节　影响人际关系的因素

影响人际关系密切程度的因素主要有以下几个方面。

一、距离的远近

人与人之间在地理位置上越接近，越容易形成彼此之间的密切关系。但不是主要影响因素。

二、交往的频率

即人们互相接触次数的多少。一般来说，交往频率越高越容易形成较密切的关系。

三、态度的相似性

人与人之间若对某种事物有相同或相似的态度，有共同的理想、信念和价值观，就容易产生共鸣，形成密切关系。

四、需要的互补性

即需求、性格、气质等方面相反的人之间也会形成友谊关系。

五、个性特点

个性和善、宽厚、富有同情心、谦虚等，易受欢迎，易于同他人建立良好的人际关系。反之，性格孤僻、固执、自高自大、迟钝、刻板等，难以与人接近，不易形成良好的人际关系。

六、能力与专长

有专业特长、能力很强的人，有较强的吸引力，易使别人对他产生敬佩感，愿意与之接近。

七、仪表

包括容貌、衣着、体态、风度等。特别是人际之间初次交往特别重要；随交往深入，仪表因素的作用越来越小，吸引力逐渐被内部道德品质和个性特征所代替。

第三节 管理系统中的人际关系

一、管理系统中职务关系的类型

在管理系统中垂直性相互关系有以下类型：

（一）上下级正职领导者之间的关系

构成护理管理指挥系统，保证上级指示贯彻执行并得以反馈。在管理系统有效运转中起着主导作用。

（二）正副职领导者之间的关系

在管理系统中此关系是对各级正职关系的补充并起辅助作用。副职不仅是正职的下级，而且是其助手、顾问。

（三）各级职能人员的关系

是指上下级职能部门的负责人之间的关系。此关系中，命令与服从的原则不起主要作用，主要是业务指导、提出建议、通报信息等关系。

除按垂直关系划分类型以外，还可按水平职务分析。同级之间是相互协商、协调、相互支持和商榷关系，以保证上级决策的贯彻执行。

二、管理系统中个人之间的关系

管理系统中人与人之间的关系均是职务关系与个人关系的结合。两种关系互相渗透，互相交叉，互相影响。这其中个人之间关系很重要，会对工作效率和质量有重要影响。

管理系统中个人之间的关系亲密与否，以及对实现组织目标是否有积极意义，可能受到认知、情绪、意志和道德规范几个方面的制约。

（一）认知方面

个人之间的认知主要是通过对别人外部特征的知觉，进而取得对他的动机、感情、意图等的认识。对别人的认识依赖于两个方面：一是认识对象的外部特征；另一方面是由知觉者个人的观点、态度来认识别人，必然会影响对别人客观的认知，影响人际关系。

由于个人的知觉具有主观特点，是根据自己的标准去观察、评价别人，因此有时人们彼此之间不能互相理解，产生相互关系的冲突。因此，管理者不应只按主观标准去评价别人，还应参考其他人的评价及本人的自我评价。

（二）情绪方面

在相互认识的基础上人们会产生彼此之间的好感或反感，是个人之间关系情绪方面的表现。若彼此好感，则心理上相互接近，反之，如彼此有反感，则心理上会产生排斥关系。但情绪方面的表现，既可建立在利己的基础上，也可建立在利他的基础上，要防止建立在利己基础上的上下级关系。

（三）意志方面

在人们交往中，如果两个人的影响力相等，则他们的意志会处于平衡状态。但多数情况下，发生相互关系的某一方面意志的影响力会占有优势地位，形成有人成为领袖人物，而有人则可能处于从属地位。

相互关系的意志方面有其数量和质量的特征。数量特征是指一个人对另一个人影响力的大小，质量特征是指意志倾向的社会意义。有利于组织目标实现的意志影响力多是积极的，反之则是消极的。

（四）道德规范方面

一般来说，心理上接近的相互关系具有积极意义，而心理上排斥的相互关系具有消极意义。但不能只从接近和排斥的标准来看，更主要的是看这种关系是否符合社会道德规范。这一原则对于管理者尤为重要。作为领导者应严格遵守社会道德规范。

三、管理系统中的交往范围

主要是指管理者在人际间交往的圈子。有公务的交往范围，有个人日常生活的交往范围。如果管理者只重视个人生活交往圈子会使他脱离自己所领导的集体，如果只重视公务交往圈子则会使他思想狭窄、精神生活贫乏。但两者相比，领导者更应重视建立自己的公务交往范围。

第四节　建立和改善人际关系的途径

一、领导者的作用

应主动引导群体向积极的人际关系方向发展。具体途径有：

（一）加强领导者的自身建设

1. 培养自身在仪表、谈吐和威信方面的吸引性

2. 主动接近群众，增强交往的深度

3. 提高自身素质，扩大兴趣面，增加与交往对象的相似性

（二）做过细的思想工作，因人施教，“对症下药”

（三）创造有利的群体环境和交往气氛，促进群体成员间相互交往

（四）建立合理的组织结构及组织关系，制定必要的组织管理措施

（五）组织群体成员参与管理

（六）运用行为科学的理论和方法，培养、训练组织成员正确处理人际关系的能力

（七）应用奖励性吸引的理论，满足下属需要

二、群体成员的自我修养

（一）树立正确的价值观

一个人树立了正确的世界观、价值观、对社会、对集体、对个人之间的关系就能正确的认识，就能客观地、科学地分析人与人之间的矛盾，冷静、妥善地处理人际关系。

（二）重视性格锻炼

良好的性格能改善和增强人际关系。注重性格锻炼，对于个人修养和增进人际关系十分重要。

（三）加强自我意识

是指能够正确认识自己，有自知之明，自觉地调整自己的意识与行为，有意识的控制自己的动机与情绪。

（四）提高人际交往的技巧

人际交往的技巧很多，例如"真诚地关心别人"、"微笑"、"倾听别人谈话"等。但最主要的原则是：在与人交往中，给予和索取要大致相等，双方公平合理。

测 试 题

一、名词解释

人际关系（Interpersonal relations）

二、填空题

1. 群体人际关系是__________、__________和__________的具体体现，而这些关系又是通过__________这一中介因素对个人发生作用，并制约人际之间的合作和竞争关系。
2. 心理学家修兹将人们关于人际关系的心理需要分为__________、__________和__________三类；又将其行为表现分为__________和__________，由此划分出六种"基本人际关系反应倾向"。
3. 按个人处理人际关系的表现分类，可以有__________、__________和__________型三类。

三、多项选择题

1. 人际关系是通过心理关系作为中介因素对个人发生作用，心理因素包含交往中的：
   a. 态度
   b. 情感
   c. 意向行为
   d. 特点
   e. 认知
2. 修兹将人际交往的心理需求分为：
   a. 道德的需求
   b. 感情的需求
   c. 认知的需求
   d. 控制的需求
   e. 参与的需求
3. 医院管理系统中垂直性相互关系有：
   a. 医务处处长与护士长之间
   b. 护理部主任与护理部副主任之间
   c. 人事处处长与护理部主任之间
   d. 主班护士与护理班护士之间
   e. 护理部主任与护士长之间

四、简答题

1. 简述个性特点对人际关系的影响作用。
2. 在个人之间交往中，认知是如何影响人际关系的？护理管理者应怎样做？
3. 简述管理系统中人际之间的基本交往关系，护理管理者在其中应如何对待？
4. 列举三种人际交往的技巧。

五、论述题

1. 论述人际关系在管理中的重要性。
2. 影响人际关系的主要因素有哪些方面？
3. 管理系统中个人之间的关系可能受到哪些方面的制约？

4. 领导者在群体建立和改善人际关系中应从哪些方面发挥作用?

参考答案

一、名词解释

人际关系是指人与人之间的相互关系。每一个生活在社会中的人都要和其他人发生各种各样的相互关系，这种关系就是人际关系。

二、填空题

1. 社会关系　生产关系　经济关系　心理关系
2. 参与的需求　控制的需求　感情的需求　主动地表现型　被动地期待别人行动型
3. 顺从型　进取型　疏离型

三、多项选择题

1. b　c　e
2. b　d　e
3. a　b　e

四、简答题

1. 不同的个性特点对人际关系有很大影响：在群体中，态度和善、性情宽厚、富有同情心、能体谅他人的人，易于受到其他成员的欢迎，因而也易于同他人建立良好的人际关系。反之，性格孤僻、固执，既不愿了解他人、又不愿被他人了解的人，就会与他人格格不入，难以形成融洽的人际关系。谦和、虚心的人，能够获得别人的好感；而自高自大、目空一切的人，则令人厌恶。爱好社交、活泼好动、热情奔放的人，容易建立起良好的人际关系；而迟钝、刻板、敏感多疑的人，则难以与人接近。情感丰富的人，容易体验他人的情感，与他人产生心理共鸣，易结成良好的人际关系。反之，如果一个人感情贫乏，麻木不仁，则难以形成良好的人际关系。
2. 个人之间交往中认知主要是通过对别人外部特征的知觉，进而取得对他人的动机、感情、意图等的认识。对别人的认识依赖于许多因素，概括为两个方面：一是认识对象的外部特征，如仪表、风度、言谈、举止等。另一方面是由知觉者个人的观点、态度来认识别人，由于具有主观特点，必然会影响对别人客观的认知，有时彼此之间不能互相理解，产生相互关系的冲突。所以，护理管理者不应只按主观标准去观察和评价别人，应参考其他人的评价及本人的自我评价，形成融洽的关系。
3. 在管理系统中，人际之间的交往关系基本表现为公务关系和私人关系。公务关系即工作关系，是管理系统中的职务关系。私人关系是人与人之间由于自发的心理需要而产生的私人关系。在管理系统中没有脱离私人关系的纯公务关系，私人关系会对公务关系发生影响。上下级之间如果私人关系融洽，下属会心情愉快地认真完成布置的任务，反之，私人关系紧张，会拖延执行任务或借口拒绝接受任务。因此，护理管理者对公务交往和私人交往均应重视。如果管理者只重视私人交往关系，只与少数人在一起会使他脱离自己所领导的集体；管理者如果只重视公务交往关系，则会使其思想狭窄、精神生活贫乏。但两者相比，领导者更应重视建立自己的公务交往范围，重视公务交往。

   总之，管理系统中的职务关系（亦称理性关系）与个人关系（亦称非理性关系）都是客观存在的，护理管理者在实践中应根据实际情况，客观分析、总结经验，在管理中建立和调整适宜的人际关系。

4. 人际交往中一个主要的原则是：给予和索取要大致相当，公平合理。人际交往的技巧很多，如："真诚地关心别人"、"微笑"、"记住别人的名字"、"当一名倾听者，鼓励别人谈自己"、"谈论别人感兴趣的事情"、"真诚地使别人感到重要"等等。(列举其中三种)

五、论述题

1. 人际关系在管理中的重要性表现在：

(1) 建立和谐的人际关系是人的基本需要

(2) 人际关系对人的信念和行为有影响

对人群产生的积极或消极的影响主要表现在以下方面：①人际关系影响群体内聚力和工作效率；②人际关系影响职工的身心健康；③人际关系影响职工的自我发展和自我完善。

(详见教材第十八章第一节)

2. 影响人际关系的主要因素有：

(1) 距离的远近

(2) 交往的频率

(3) 态度的相似性

(4) 需要的互补性

(5) 个性特点

(6) 能力与专长

(7) 仪表

(详见教材第十八章第二节)

3. 制约管理系统中个人之间关系的因素，除了一般影响因素外，还有以下方面：

(1) 认知方面

(2) 情绪方面

(3) 意志方面

(4) 道德规范方面

(详见教材第十八章第三节)

4. 领导者、管理者在主动引导群体向积极的人际关系方向发展中，应发挥以下作用：

(1) 加强领导者的自身建设

(2) 做过细的思想工作，因人施教，"对症下药"

(3) 创造有利的群体环境和交往气氛，促进群体成员间相互交往

(4) 建立合理的组织结构及组织关系，制定必要的组织管理措施

(5) 组织群体成员参与管理

(6) 运用行为科学的理论和方法，培养、训练组织成员正确处理人际关系的能力

(7) 应用奖励性吸引的理论，满足下属需要。

(详见教材第十八章第四节)

第十九章　护理群体建设

内容提要

第一节　群体的概念与分类

一、群体的定义

群体（Group）是为了实现某个特定的目标，两个或两个以上相互作用、相互依赖的个体的组合。

二、群体的种类

按不同的分类标准，构成各种类型的群体。

（一）按构成的原则和方式不同

1. 正式群体（Formal group）是指由组织结构确定的、职务分配很明确的群体。

2. 非正式群体（Informal group）是指既没有正式结构，也不是由组织确定的联盟。是职工为满足社会交往的需要，在工作环境中自然或自发形成的。成员之间的相互联系带有明显的情绪色彩。

正式群体中存在非正式群体是一个客观存在的事实。其形成原因不尽相同；性质可以分为积极的、消极的、中性的和破坏性的。多数非正式群体与正式群体之间没有根本利害冲突。

（二）按构成的规模大小和内部联系方式不同

1. 大群体　是内部主要靠目标、任务、组织结构和规章制度相联系的群体。

2. 小群体　当规模缩小到一定程度，内部联系形式中存在直接接触和稳定的心理联系时，是谓小群体。

第二节　群体的建立与发展

一、加入群体的原因

人们加入群体或群体产生的主要原因是要实现目标（或完成某项任务）或是为满足自己的社会需要。

（一）安全需要　群体可为个人提供安全感。

（二）地位需要　群体给人们带来荣誉

（三）尊重需要　群体给个人提供了称赞和认可的机会，使其感到自己的重要，增强自我价值感和自信心。

（四）归属需要　群体可满足个人友谊和社会交往的情感需要。

（五）权力需要　群体可为个人带来机会，提供发挥自己的影响力、行使权力及管理他人的机会。

（六）实现目标需要　群体能动员起强大的力量，通过集体分工合作和协同努力完成任务。

二、群体的功能

（一）群体对组织的作用

群体能完成特定的任务，实现组织总目标，是正式群体对组织最主要的功能。

（二）群体对个人心理的影响

1. 能使个体产生强烈的归属感　同属一个友谊、协调、成绩、荣誉的群体使个体感到自豪；当受到外界压力和威胁时，又会加强团结，形成一种巨大的感情动力。

2. 能使个体产生认同感　成员对重大事件和原则能保持共同的认识与评价，形成共识。

3. 能对个体产生强大的支持力量　当个体心理和行为符合群体规范时，会得到群体支持与鼓励。

4. 能使成员间产生竞争与激励　群体是个体之间相互竞争、促进、激励的社会心理环境。

5. 能融洽和协调人际关系　成员间交往能促进感情交流，出现隔阂或矛盾时，利用群体力量能促进协调与转化。

6. 能满足成员其它心理需求　如心理期望、安全、尊重、地位、权力需求等。

（三）群体对个人行为的影响

1. 社会助长作用　群体成员的赞扬可唤起竞争意识和被评价意识。激发个人工作动机，从而提高工作效率。

2. 社会标准化倾向　群体中的行为规范或模式制约可影响个体行为，使群体成员看法和行为趋于一致，趋向同一标准。

3. 社会顾虑倾向　即个体由于心理因素影响，尤为内向性格者，其行为表现拘谨踌躇，反应效果不佳更为明显。

4. 从众行为倾向　指个体在群体中，由于受到群体的“压力”影响，使其在意见判断和行为表现上与大多数人相一致的现象。

第三节　角色、内聚力和士气

一、角色及其对群体行为与绩效的影响

在群体中每一成员表现出的特定行为模式而构成不同角色。各种角色对群体绩效和行为可产生不同的影响。

自我中心角色：是指专为个人利益考虑，只关心自己的成员。此类角色包括：①阻碍者；②寻求认可者；③支配者；④逃避者等。其行为表现会对群体绩效带来消极作用。

任务角色和维护角色都在群体中起积极作用。任务角色：其行为表现有：①建议者；②信息加工者；③总结者；④评价者等。

维护角色的行为表现有：①鼓励者；②协调者；③折衷者；④监督者等。任务角色和维护角色均是使群体作出高绩效的重要成员。

有效的群体应激发成员扮演任务角色和维护角色，而抑制自我中心角色。

二、内聚力及其对群体行为与绩效的影响

内聚力是成员被群体吸引并愿意留在群体内的程度，是群体成员彼此之间的“粘合力”。

（一）影响群体内聚力的因素

1. 态度和目标的一致性　群体成员拥有相似的态度和目标时，愿意共同合作。

2. 外部威胁　外部威胁的存在（与外界竞争）可以增强内聚力。

3. 群体规模　小群体为成员提供更多的交往机会，比大群体有更高的内聚力。

4. 奖酬体制　以群体为单位的奖酬方式可增加合作，提高内聚力。

5. 与外界的关系　与外界隔离的群体使成员产生同命运感而有更高的内聚力。

6. 群体的绩效　成功的群体更容易发展内聚力。

（二）内聚力的作用

1. 满意感　高内聚力群体成员可以得到更大的满足。

2. 沟通　高内聚力群体成员有共同的价值观和目标，易于交流沟通。

3. 对立　高内聚力群体成员产生优越感会导致成员对外界的对立和排斥。

4. 生产率　内聚力对生产率的影响主要决定于群体目标与组织目标是否一致。两者一致时，则高内聚力群体会作出高绩效，两者不一致时，则高内聚力群体会作出低绩效。

5. 对改革的阻碍　高内聚力群体比低内聚力群体更加阻挠改革。

6. 群体意识　高内聚力群体容易形成群体意识。

三、士气及其对群体行为与绩效的影响

群体士气是指成员的工作态度与满意度。士气是与群体内聚力相联系的一种高昂意志状态，是为达到目标的积极进取态度和顽强奋斗精神。

士气高昂的群体内部团结；具有适应外部变化和处理内部冲突的能力；成员间及成员对集体有强烈的认同感和归属感；对组织目标和领导者具有肯定和支持的态度；有维护集体继续存在和发展的意向。

士气高则群体行为强度大，当群体行为符合组织目标、任务和规范时，士气高则会绩效高，反之则可能带来低绩效。因此管理者不仅应注意群体士气带来的行为强度，还应注意其行为方向。

第四节　护理组织文化建设

一、什么是组织文化

（一）概念

组织文化（Organizational culture）是指一个组织在长期发展过程中把全体成员结合在一起的行为方式、价值观念和道德规范。它反映和代表了该组织成员的整体精神、共同的价值标准、合乎时代要求的道德和追求发展的文化素质。

（二）特征

构成组织文化本质的关键特征有：

1. 成员的同一性　即成员与组织整体保持一致的程度。

2. 团体的重要性　组织是以团体形式组织活动，还是围绕个人工作组织活动。

3. 对人的关注　管理决策考虑到决策结果对组织成员影响的程度。

4. 单位的一体化　组织中各部门以协作或相互依存的方式进行运作的情况。

5. 控制　监督和控制成员行为的规章制度及直接监督的水平。

6. 风险承受度　鼓励成员进取、革新及冒风险的程度。

7. 报酬标准　是以成员绩效为标准，还是以资历、人际偏爱或其他非绩效因素为依据决定工资、奖金和晋升等报酬。

8. 冲突的宽容度　鼓励成员自由争辩及公开批评的程度。

9．手段—结果倾向性　管理更注重结果，而不是技术和过程的倾向性。

10．系统的开放性　组织掌握外界环境变化并及时作出反应的程度。

每个组织的文化通过评价以上特征加以识别。根据特征的不同程度构成了不同的组织文化。

（三）性质

组织文化是成员的共同价值观体系，是每个成员对组织认识的一种描述，是成员工作时应具有的行为方式的基础。

1．广泛性　是以共识为基础，广泛影响群体成员交往和相互作用的行为方式。

2．微妙性　组织文化是一种微妙的力量。成员的基本共识存在于每个个体的潜意识中，是非正式的、逐渐默契的共同行为规范。而且潜移默化的就将该组织的文化转移给了新成员。

3．强有力性　组织文化起到支配其成员行为的作用。对成员心理上的影响有时比权威、命令的效力大得多。是一种强有力的力量。

4．独特性　组织文化是全体成员意识形态的总和，也是每个群体独特的行为方式。

二、组织文化的形成原因

（一）领导者

群体的早期领导者对组织文化的形成具有重要的影响。领导者以个人具有的倾向性和远见建立早期组织文化。现任的领导者、管理者也通过个人具有的地位和力量给予现存群体文化以重要的影响。

（二）群体成员

成员们的价值观、个性、习惯行为和经验在互相作用中形成共同的规范和偏爱，组合进群体文化中。

（三）工作任务

不同群体有不同的任务，并因环境不同需要不同的策略和行为方式，产生了不同的群体文化。

（四）重要事件

群体历史上的重要事件对组织文化的形成也有重要影响。重要事件的讨论及结果等将影响成员今后的行为。

（五）物质条件

工作范围物资状况对群体文化形成也有一定影响。

三、组织文化的作用

（一）组织文化的功能

1．分界线作用　每个群体独特的行为方式使不同的组织相互间有一定区别。

2．凝聚作用　组织文化是群体共同的价值观体系，有助于对成员的吸引力和向心力。

3．导向作用　组织文化作为一种思想观念的形式调控成员的行为，能够引导和塑造员工的态度和行为。

4．效率作用　组织文化通过提高成员个体活力来提高群体整体活力，从而提高组织效率。作为精神目标和支柱，可激励成员自信自强、团结进取，调动积极性、创造性，提高工作效率。

（二）组织文化的束缚

即不应忽视的对组织潜在的负面作用

1. 变革的障碍　当组织环境正在经历迅速变革时，根深蒂固的组织文化可能束缚群体手脚，共同的价值观和行为的一致性使成员难以应付变幻莫测的环境。

2. 多样化的障碍　强文化的压力使新成员服从组织文化，抑制了新成员带来的文化差异，限定了组织可以接受的价值观与行为方式的范围。

四、创建与维系组织文化

组织的领导者和成员对组织文化的建立和维系均具有重要影响作用。

（一）建立组织文化的指导原则

应发展和建立符合我国民族文化特征和护理学科发展阶段的护理组织文化环境。

1. 目标原则　护理组织文化要把工作目标明确地反映出来。包括为人民健康服务的总目标和各护理组织现阶段的具体目标。

2. 价值原则　组织文化要体现全体员工的信仰、行为准则和道德规范。

3. 卓越原则　应建立追求卓越、永不自满的护理组织文化，包括群体的开拓创新精神。

4. 参与原则　要求建立具有调动护理人员积极性、吸收成员经验与智慧的组织文化，使护理人员由被动转为主动。

5. 成效原则　即建立以护理工作成绩作为衡量工作的标准，而不是以权力、资历或关系为准则，以激励大家努力工作，提高成效。

6. 亲密原则　应建立信任、情谊、友爱、和睦的文化气氛，使护理组织中人与人的关系亲密相处。

7. 正直原则　组织成员与领导者要诚实正直，做到言行一致、表里一致。

8. 环境原则　要营造一个能够发挥个人才能的内部环境，使护理人员体会到自己就是这个组织的主人，构成一个活泼向上的适宜的文化氛围。

（二）组织文化的形式

组织文化具有多种多样的表现形式。例如：

1. 言谈举止

2. 文字、符号

3. 实物形象

4. 视听设备

5. 其他形式　如文艺演出、会议、举办知识竞赛、组织先进人物旅游等均可宣传组织文化。

（三）保持组织文化的活力

组织文化建立后，可以通过多种管理措施加以强化，使之维系下去。

重塑组织文化或称组织文化的变革，一般经过评价组织文化；确定将要冲击的文化行为的因素；确定促进力量和阻力；加强支持改革的力量；采取减少阻力的措施等步骤，促进组织文化的变革。

测　试　题

一、名词解释

1. 群体（Group）
2. 正式群体（Formal group）
3. 非正式群体（Informal group）
4. 内聚力

5. 士气

6. 组织文化（Organizational culture）

二、填空题

1. 非正式群体的性质，以是否有利于正式群体目标的实现为标准，可以分为________、________、________和________。

2. 大群体是规模大，内部主要靠________、________、________、________相联系的群体。

3. 当规模缩小到一定程度，内部联系形式中存在________、________时，这种群体是小群体。

4. 人们加入群体或群体产生的主要原因是________或是为________。

5. 一般群体中，成员均表现为三种典型的角色，即________、________和________。

6. 群体成员的自我中心角色，是指________。

7. 群体中寻求认可者的表现是：这类成员________。

8. 群体成员中的“鼓励者”，是指那些________的人。

三、多项选择题

1. 群体中维护角色的表现有：
   a. 监督者
   b. 评价者
   c. 支配者
   d. 折衷者
   e. 鼓励者

2. 在群体发展过程的震荡阶段，以下角色对群体帮助更大
   a. 建议者
   b. 监督者
   c. 总结者
   d. 折衷者
   e. 信息加工者

3. 影响群体内聚力的因素主要有：
   a. 群体规模
   b. 价值原则
   c. 群体意识
   d. 奖酬体制
   e. 群众绩效

4. 一定能给群体带来高绩效的因素有
   a. 士气高
   b. 内聚力高
   c. 群体规模大
   d. 任务角色多
   e. 维护角色多

四、简答题

1. 简述人们加入群体的主要原因。
2. 群体内聚力的主要作用。
3. 组织文化的基本性质。
4. 组织文化的作用。
5. 组织文化的表现形式。
6. 重塑组织文化或组织文化变革的一般步骤。

五、论述题

1. 群体的功能。
2. 通过哪些关键特征来评价一个组织的文化情况？
3. 组织文化的形成原因。
4. 创建组织文化的指导原则？（或结合护理管理实际论述“创建组织文化”的1～2个指导原则）

参考答案

一、名词解释

1. 群体被定义为：为了实现某个特定的目标，两个或两个以上相互作用、相互依赖的个体的组合。
2. 是指由组织结构确定的、职务分配很明确的群体。这种群体是为了完成一定的任务，达到组织的特殊目的而设立的。
3. 是那些既没有正式结构，也不是由组织确定的联盟。是职工为满足社会交往的需求，在工作环境中自然或自发形成的。成员之间的相互联系带有明显的情绪色彩。
4. 内聚力是成员被群体吸引并愿意留在群体内的程度，是群体成员彼此之间的"粘合力"。没有内聚力，一群人不能被称作是一个群体。
5. 群体士气实际指成员的工作态度与满意度。士气是与群体内聚力相联系的群体所具有的一种高昂意志状态，为达到目标的积极进取态度和顽强奋斗精神。
6. 组织文化是指一个组织在长期发展过程中把全体成员结合在一起的行为方式、价值观念和道德规范。它反映和代表了该组织成员的整体精神、共同的价值标准、合乎时代要求的道德和追求发展的文化素质。

二、填空题

1. 积极的　消极的　中性的　破坏性的
2. 目标　任务　组织结构　规章制度
3. 直接接触　稳定的心理联系
4. 要实现目标（或完成某项任务）为满足安全、地位、自尊、归属、权力等自己的社会需要
5. 自我中心角色　任务角色　维护角色
6. 处处为自己着想，只关心自己的成员
7. 试图突出个人、出风头，而不顾对群体是否有利
8. 热心赞赏他人对群体的贡献

三、多项选择题

1. a　d　e
2. c　d　e
3. a　d　e
4. d

四、简答题

1. 人们加入群体或群体产生的主要原因是要实现目标（或完成某项任务）或是为满足自己的社会需要。主要有：

(1) 安全需要　归属一个群体会感到"人多力量大"，可以减轻"孤立无援"时的恐惧。

(2) 地位需要　团体给人们带来荣誉。在社会影响大的单位工作，更容易得到承认、受重视、地位高的自豪感。

(3) 尊重需要　群体给个人提供了称赞和认可的机会，使成员感到自己的重要性，从而增强自我价值感和自信心。

(4) 归属需要　群体可满足个人友谊和社会交往的情感需要。

(5) 权力需要　群体可为个人带来发挥自己的影响力、行使权力及管理他人的机会。

(6) 实现目标　群体能动员起强大的力量，通过集体分工合作和协同努力完成任务。

2. 群体内聚力是指成员被群体吸引并愿意留在群体内的程度，是成员彼此之间的“粘合力”。主要作用有

(1) 满意感　高内聚力群体的成员可以得到更大的心理满足。

(2) 沟通　高内聚力群体成员有共同的价值观和目标，彼此易于交流与沟通。

(3) 对立　高内聚力群体成员产生优越感会导致成员对外界的对立和排斥。

(4) 生产率　内聚力对生产率的影响，主要看群体目标与组织目标是否一致。如二者相一致，则高内聚力群体会作出高绩效；如二者不相一致，则高内聚力群体会作出低绩效。

(5) 对改革的阻碍　改革往往打破现存的社会等级关系和旧有制度，所以高内聚力群体比低内聚力群体更加阻挠改革。

(6) 群体意识　高内聚力群体容易形成群体意识。但内聚力过强时不能容忍异议。

所以，高内聚力群体团结；具有适应外部变化和处理内部冲突的能力；成员对集体有强烈的认同感、归属感；会对组织目标和领导者抱肯定和支持态度；成员会有维护集体继续存在和发展的意向。

3. 组织文化是群体成员的共同价值观体系。是每个成员对组织认识的一种描述，是成员工作时应具有的行为方式的基础。有以下基本性质：

(1) 广泛性　以成员共识为基础，组织文化广泛影响群体成员交往和相互作用的行为方式。是一种广泛起作用的力量。

(2) 微妙性　群体成员基本的共识存在于每个个体的潜意识中，是一些非正式的、逐渐默契的共同行为规范。在人们日常行为中自然的表现出来。也潜移默化地转移给新成员。

(3) 强有力性　强有力地起到支配其成员行为的作用。对成员心理影响比权威、命令的效力大得多。

(4) 独特性　每个组织的文化均由各式各样的观念和行为以不同组合而形成，是每个群体独特的行为方式。

4. 组织文化的作用

(一) 文化的功能

(1) 分界线作用　组织文化使不同组织相互之间有一定区别。

(2) 凝聚作用　组织文化表达了成员对组织的认同感，有助于对成员的吸引力和向心力。

(3) 导向作用　组织文化作为一种思想观念调控员工的行为，能够引导和塑造员工的态度和行为，规范成员的日常活动与群体目标和行为一致。

(4) 效率作用　共同的文化气氛通过成员个体活力来提高群体整体活力，从而提高组织效率。

(二) 文化的束缚作用

(1) 变革的障碍　当组织环境需组织迅速变革时，根深蒂固的组织文化可能束缚群体手脚，使成员难以应付变幻莫测的环境。

(2) 多样化的障碍　强文化的压力使新成员服从组织文化，抑制了新成员带来的文化差异。

5. 组织文化具有多种多样的表现形式：

(1) 言谈举止　高层管理人员和群体成员的言谈举止可互相作用、渗透和影响，形成成员应遵守的规则。

(2) 文字、符号　利用书面材料或标语、口号、职工守则等方式，可将组织文化传递给成员。

(3) 实物形象　利用实物形象和艺术构思的内容来反映组织文化。如塑像、标志。

(4) 视听设备　如广播、录像、广告等都能反映组织文化的含义。

(5) 其他形式　如文艺演出、会议、举办知识竞赛、组织先进人物旅游均可宣传组织文化。

6. 一般经过五个步骤，即：①评价组织文化；②确定将要冲击被冲击的文化行为因素；③确定促进力量和阻力；④加强支持改革的力量；⑤采取减少阻力的措施，促进组织文化的转变。

五、论述题

1. 群体是有组织、有领导、有规则、有共同目标、相互影响和紧密联系的人群集合体，它对组织、对个人心理与行为均有深刻影响。

(1) 群体对组织的作用　群体能完成特定的任务，实现组织总目标。

(2) 群体对个人心理的影响　①能使个体产生强烈的归属感；②能使个体产生认同感；③能使个体产生强大的支持力量；④能使成员间产生竞争与激励；⑤能融洽和协调人际关系；⑥能满足成员其它心理需要。

(3) 群体对个人行为的影响　①社会助长作用：激发个人工作动机，提高工作效率；②社会标准化倾向：使群体成员看法和行为趋于一致，趋向同一标准；③社会顾虑倾向：个体会在大众面前由于心理不自在，表现为拘谨踌躇、反应效果下降；④从众行为倾向：个体在群体中会不知不觉地受到群体“压力”，在意见判断和行为表现上表现出与大多数人相一致的现象。

2. 每个组织区别于其它组织而独具特色是由相对持久而稳定的特征决定的。评价关键特征应包括以下方面：

(1) 成员的同一性

(2) 团体的重要性

(3) 对人的关注

(4) 单位的一体化

(5) 控制

(6) 风险承受度

(7) 报酬标准

(8) 冲突的宽容度

(9) 手段—结果倾向性

(10) 系统的开放性

可通过评价每个组织10个以上特征的不同程度，识别该组织构成了怎样的文化（各项特征具体内容见本章第四节）。

3. 一个组织文化氛围的形成主要有以下原因：

(1) 领导者　群体早期领导者对不同组织文化的形成具有重要的影响。现任的领导和管理者也通过个人具有的地位和力量给予现存群体文化以重要的影响。

(2) 群体成员　群体成员们的价值观、个性、习惯行为和经验，在相互作用中形成共同的规范和偏爱，组合进群体文化中。

(3) 工作任务　不同群体有不同的任务，群体在完成任务过程中，因环境不同，需要不同的策略和行为方式，产生了不同的群体文化。

(4) 重要事件　群体历史上的重要事件是形成群体今后行为方式的另一种力量。

(5) 物质条件　工作范围物资状况对群体文化形成也有一定影响。

4. 创建组织文化的指导原则主要有：

(1) 目标原则　把组织目标明确地反映出来，使成员明确责任和感到工作的重要意义。

(2) 价值原则　组织文化要体现全体员工的信仰、行为准则和道德规范。

(3) 卓越原则　应建立追求卓越、永不自满的组织文化。

(4) 参与原则　要建立具有调动人员积极性、吸收成员经验与智慧、使成员由被动转为主动的组织文化。

(5) 成效原则　即建立以工作成绩作为衡量工作的标准，而不是以权力、资历或关系为准则的文化，以激励大家努力工作。

(6) 亲密原则　应建立信任、情谊、友爱、和睦的文化气氛。

(7) 正直原则　使组织成员与各级领导者诚实正直、言行一致、表里一致。

(8) 环境原则　要营造一个能够发挥个人才能的局部环境，构成一个活泼向上的适宜的文化氛围。

第二十章　组织冲突的处理

内容提要

第一节　组织冲突概述

一、冲突的定义

冲突（Conflict）是一种过程，这种过程起始于一方感觉到另一方对自己关心的事情产生消极影响或将要产生消极影响。

二、冲突观念的演变

（一）传统观点（Traditional view of conflict）

认为所有的冲突都是有害的，会造成破坏性的后果。往往对冲突回避、掩盖或压制。

（二）人际关系观点（Human ralations view of conflict）

主张接受和认识冲突，认为冲突是常见的、不可避免的，应采取适当途径加以解决。

（三）交互作用观点（Interactionist view of conflict）

认为冲突是绝对必要的，而不主张完全消除。如果冲突太少或没有时，要刺激及鼓励其出现，可促进组织成员发挥创造力和竞争，调动积极性。此为现代最新观点。

第二节　冲突的过程

冲突过程（Conflict process）可以划分为五个阶段：

阶段Ⅰ：潜在的对立或不一致

存在可能产生冲突的条件，但并不一定导致冲突。这些条件可概括为三类：沟通、结构和个人因素。

阶段Ⅱ：认知和个性化

此阶段时冲突问题变得明朗化了。双方认识到或感觉到冲突，并有了感情上的投入，双方均体验到焦虑、紧张、挫折或敌对。

阶段Ⅲ：行为意向

行为意向指的是人们在认知、情感和外显行为之间的意向，是从事某种特定行为的决策。

人们处理冲突的主要行为意向有五种：①竞争；②协作；③回避；④迁就；⑤折衷。

行为意向为冲突双方提供了总体的行为指南，但行为意向并不是固定不变的，可能由于重新认识或对另一方行为的反应发生改变。一般能预测出人们处理冲突的行为意向。

阶段Ⅳ：行为

此阶段包括冲突双方进行的说明、活动和态度，即一方有行为，对方有反应，是动态的相互作用过程。冲突行为表现可能是以微妙、间接、节制为特点，也可能出现具有极大破坏性的冲突状态，达到双方作出摧毁性结局。

阶段Ⅴ：结果

结果可能是功能正常的，也可能是功能失调的。

管理者解决冲突的技术有：问题解决、目标升级、资源开发、回避、缓和、折衷、官方命令、改变人的因素、改变结构因素等方法。管理者激发功能正常冲突的技术有：重新构建组织、引进外部成员、任命一名批评家、运用沟通、奖励持异议者、处罚冲突回避者等方法。

第三节　常见组织冲突的原因与处理方法

一、领导者与下属之间避免冲突的要点

（一）公正　领导者在处理与下属关系时要公平合理、不偏不倚。

（二）平等　领导者与被领导者在人格上、地位上都是平等的。

（三）民主　民主作风是化解矛盾、防止冲突、解决冲突的重要条件。

（四）信任　领导充分信任下级可使下级获得自豪感，使上下级处于良性循环之中。

（五）坦诚、谦虚、严以律己　领导者要勇于自我批评，多负一些责任，可以化解矛盾。

（六）及时　领导者在处理上下级关系时应主动、及时。要及时发现和解决矛盾。

二、领导者与下属之间化解矛盾的原则与方法

（一）疏导原则　既要畅所欲言、广开言路又要循循善诱、说服教育。

（二）发泄原则　下属有怨气可采取适当方式，使其有机会发泄，然后选择适当时机和方式引导、教育。

（三）升华原则　可以用新的、有一定社会价值的目标代替原来下属某些正当、合理，然而又是一时解决不了的需要。

（四）转移原则　当冲突已发生，下属十分激动时，应设法转移下属注意力，弱化矛盾。

（五）自我控制原则　领导者必须善于控制自己的情绪、语言和行为，有效控制事态向冲突以至恶化方向发展。

三、下属成员之间冲突的原因及处理方法

（一）组织中下属之间发生矛盾冲突的原因

主要有①个人价值观不同造成冲突；②信息沟通不良造成冲突；③认识上正确与错误、创新与守旧等原因造成冲突；④个人本位利益考虑过多造成冲突；⑤个人心理行为的差异造成冲突；⑥工作竞争引起冲突。

（二）下属之间冲突的处理方法

主要有①调查法；②劝导法；③警醒法；④根据不同情况采取安抚、妥协、强迫、隔离等其它方法。

四、部门之间冲突的原因与处理方法

（一）形成的原因

主要有：①各部门之间目标上的差异；②认识上的差异；③职责权限划分不清；④各部门的需要没有获得正当的满足；⑤不健康的思想意识或不良的团体作风等。

（二）处理部门之间关系的方法

主要有：①主动沟通；②相互支持；③合理竞争等。

（三）处理部门之间冲突的方法

主要有：①协商解决法；②仲裁解决法；③权威解决法等。

测 试 题

一、名词解释

冲突（Conflict）

二、填空题

1. 从冲突观念的演变看，人们对组织冲突存在三种观点，即______、______和______。

2. 交互作用观点认为冲突可以分为______和______两种类型。

3. 冲突的发展过程可以分为五个阶段，即：______、______、______、______和______。

4. 可能产生冲突的条件（亦可称冲突源）概括为______、______、______三类。

5. 人们处理冲突的五种行为意向包括：______、______、______、______和______。

三、多项选择题

1. 可以根据以下维度确定人们处理冲突的意向行为：
   a. 修养程度
   b. 肯定程度
   c. 否定程度
   d. 合作程度
   e. 对抗程度

2. 激发冲突的技术包括：
   a. 运用沟通
   b. 惩罚冲突回避者
   c. 引进外部成员
   d. 官方命令
   e. 目标升级

四、简答题

1. 人们对组织冲突三种不同观点的含义。
2. 何为行为意向？在冲突中推测人的行为意向有何意义？
3. 简述人们处理冲突的五种行为意向。
4. 列举并解释五种解决冲突的技术。
5. 列举三种激发冲突的技术。
6. 领导者与下属成员避免冲突应注意的要点。
7. 下属成员之间引起冲突的常见原因有哪些？

五、论述题

1. “结构”作为可能产生冲突的原因，主要有哪些变量？
2. 领导者与下属之间化解矛盾可用哪些原则与方法？
3. 组织内部门之间常见引起冲突的原因及解决方法。

参 考 答 案

一、名词解释

冲突是一种过程，这种过程起始于一方感觉到另一方对自己关心的事情产生消极影响或将要产生消极影响。

二、填空题

1. 传统观点　人际关系观点　交互作用观点
2. 建设性冲突　破坏性冲突
3. 潜在的对立或不一致　认知和个性化　行为意向　行为　结果
4. 沟通　结构　个人因素
5. 竞争　协作　回避　迁就　折衷

三、多项选择题

1. b　d　　2. a　b　c

四、简答题

1. 传统观点认为冲突都是有害的，会造成破坏的后果。往往采取回避、掩盖或压制的措施对待冲突。

　　人际关系观点主张接受和认识冲突，认为组织中的冲突是常见的，不可避免的。应采取适当的途径加以解决，且使之合理化。

　　交互作用观点认为冲突是绝对必要的，而不主张完全消除，如果冲突太少或几乎没有时，要刺激及鼓励其出现，促进不同意见发表，可以促进创造力的发挥及组织成员在工作上的竞争，激发人的积极性。

2. 行为意向（Intentions）介于一个人的认知、情感和外显行为之间。它指的是从事某种特定行为的决策。行为意向与行为不同，一个人的行为并不能准确反映他的行为意向。一般人们处理冲突的方式总有一种稳定的基本倾向，如果结合个人的智力特点和个性特点，一般能预测出人们处理冲突的行为意向。行为意向为冲突双方可以提供总体的行为指南。推测对方的行为意向可以决定自己处理冲突应采取的行为，推测的正确与错误，是冲突解决顺利与否的关键。

3. 根据人们在处理冲突中双方的合作程度（即一方愿意满足对方愿望的程度）和肯定程度（即一方愿意满足自己愿望的程度），有五种处理冲突的行为意向。即：

(1) 竞争（自我肯定但不合作）是一个人在冲突中寻求自我利益的满足，而不考虑他人的影响。

(2) 协作（自我肯定且合作）是冲突双方均希望满足双方利益，并寻求相互受益的结果。不是迁就不同观点，而是坦率澄清差异并找到解决问题的办法。

(3) 回避（自我肯定但不合作）是一个人可能意识到了冲突的存在，但希望逃避或抑制冲突。

(4) 迁就（自我不肯定但合作）是为了维持相互关系，一方愿意作出自我牺牲。

(5) 折衷（合作性与自我肯定性均为中等程度）是冲突双方均放弃某些条件，而共同分享利益。没有明显的赢者或输者。

4. 解决冲突有多种技术（任选五种）：

(1) 问题解决法　使冲突双方直接会晤，经坦率、真诚的讨论，确定问题并解决问题。

(2) 目标升级法　提出一个共同的目标，经双方协作努力达到。
(3) 资源开发法　如果是由于资源缺乏造成的，对资源进行开发（有更多资源时）可解决。
(4) 回避　逃避或抑制冲突也是一个方法。
(5) 缓和　经强调双方的共同利益而减弱相互之间的差异性。
(6) 官方命令法　管理者运用正式权威，仲裁法解决冲突，向双方提出希望和决定。
(7) 改变人的因素　运用一些训练等技术，改变人的造成冲突的态度和行为。
(8) 改变结构因素　也可通过工作调动，重新分工，或建立合作等方式改变正式组织结构和双方相互作用的模式，以解决冲突。

5. 激发冲突的技术主要有（任选三种）
(1) 重新建构组织　对组织机构、规章制度等进行变革，可激发人与人之间的冲突。
(2) 引进外部成员　补充组织中背景、价值观、态度、管理风格不同的人员，可带来新的思想和工作方法，引起冲突。
(3) 任命一名批评家　例如任命一名吹毛求疵者或是总是有意与大多数人观点不一致者。
(4) 运用沟通技巧　例如传递一些具有威胁性的信息或模棱两可的信息，也可引起冲突。
(5) 奖励持异议者　惩罚组织中冲突的回避者，鼓励那些持异议者，可激发冲突。

6. 领导者与下属避免冲突应做到：
(1) 公正　要求在处理下属关系时公平合理，不偏不倚。
(2) 平等　避免领导者由于地位优越、拥有权力，轻视下属的人格和作用，盛气凌人，不尊重下属。
(3) 民主　应有民主作风，虚心听取下属意见和建议，吸收下级参加管理和重大问题的决策讨论。
(4) 信任　上级越信任下级，下级越是尊重上级，使上下级处于良性循环之中，避免产生隔阂与矛盾。
(5) 坦诚、谦虚、严以律己　上级不应以势（权）压人，而应与下级坦诚交换意见，严以律己，多负责任，多作自我批评，可化解矛盾。
(6) 及时　处理上下级关系，领导者应及时主动。不要使矛盾发展到公开冲突时才解决。

7. 下属成员之间引起冲突的常见原因有：
(1) 个人价值观不同造成冲突　认识不一致常常引起争论和冲突。
(2) 信息沟通不良造成冲突　有时因信息量不够引起误解；有些因态度方法不恰当等。
(3) 认识上正确与错误、创新与守旧等因素造成冲突。
(4) 个人本位利益考虑过多　对他人利益和整体利益考虑较少造成冲突。
(5) 个人心理行为的差异造成冲突　如有人性情温和、内向，有的人性情暴躁、外向，共事时可能引起冲突。
(6) 工作竞争引起冲突　这种冲突有促进成员积极向上、奋发图强中起积极作用。如果片面强调竞争，忽视相互合作，也可能引起冲突。

五、论述题

1. 在组织结构方面，作为可能引起冲突的原因有以下变量：
(1) 规模　群体规模越大，越可能出现冲突。因为权力分配、沟通等问题越复杂。
(2) 分配给成员任务的专门化程度　任务分配的专门化程度越高，即分工越细、越具体，每位成员担负的任务越单一，相互之间需要联系和合作的机会就多，越可能引起冲突。

(3) 管辖范围的清晰度　管辖范围的模糊性会增加成员间为控制资源和领域而产生冲突。确定何人作为负责者的模糊性程度越高，出现冲突的潜在可能性就越大；也有人发现任职时间越短，出现冲突的可能性越大。

(4) 员工与目标的配合度　当组织中的不同群体追求的目标不同时，会增加冲突的可能性。例如有人追求高产值，而有人追求高质量和顾客需要的满足，可能工作重点不同，会引起冲突。

(5) 领导风格　组织中管理者的领导风格也影响冲突的产生。例如严密监控员工行为的领导风格增加冲突的可能性，过于依赖参与的领导风格也会因过多鼓励参与成员的意见而激发冲突。

(6) 奖励系统　组织内的奖酬方式不同也容易激发冲突。因为涉及到成员报酬的公平与否和数量的多少，可能成为冲突的原因。

(7) 群体间相互依赖的程度　群体间相互依赖程度越高，联系增多，越可能引起冲突。

2. 领导者与下属之间引起冲突，领导者应主动化解，可采取以下原则和方法：

(1) 疏导原则：对于下属的矛盾焦点，即要广开言路，畅所欲言，又要循循善诱，说服教育，使其实事求是地分析和认识问题，引导到正确方向上来。

(2) 发泄原则：下属有怨气，可以采取适当方式，使其有机会发泄、出气，起到一种“安全阀效应”，然后选择适当时机和方式，进行引导和教育。

(3) 升华原则：对于下属的某些需求（可能是正当的、合理的，然而又是一时解决不了的），可以用一个新的，有一定社会价值的目标代替原来的需要，而化解矛盾。

(4) 转移原则：当矛盾冲突已经发生，下属十分激动时，应设法转移下属的注意力，弱化乃至减轻矛盾。

(5) 自我控制原则：领导者必须善于控制自己的情绪、语言和行为，有效地控制事态向冲突以至恶化方面发展。

领导者应掌握心理学知识及人的行为规律，以避免生硬的、简单化的工作方法，否则就会加剧下属的矛盾，激化可以缓解的冲突。

3. 组织内部门之间形成冲突的原因有

(1) 各部门之间目标上的差异　由于分工划分为不同功能的各部门、单位、工作中常以本单位利益为中心，忽视组织大目标及与其它部门的协调，易产生冲突。

(2) 各部门之间认识上的差异　例如完成工作中实施两种工作方案，由于认识上的不同，意见难以协调，可能引起团体或部门间冲突。

(3) 各部门之间职责权责划分不清　例如对新出现的任务或工作，会由于交叉而产生互相推诿或争权，由谁承担某任务存在不同看法，甚至贯彻不力，易引起部门间冲突。

(4) 各部门的需要没有获得正当的满足　例如各部门之间在完成工作中，会由于人力、财力、物资的分配认为不均，或没能获得满足，导致部门冲突。

(5) 不健康的思想意识或不良的团体作风也可能由于互相制造工作障碍引起冲突。

处理部门之间的冲突，可采用以下方法：

(1) 协商解决法：即由相互冲突的部门以面对面的方式，开诚布公，提出各自的观点，阐明各自意见，把冲突因素明朗化，共同寻求解决途径。

(2) 仲裁解决法：在协商无法解决冲突时，可要求具有一定权威、双方信任或者社会和法律认可的第三者出面调节，进行仲裁，使冲突得到解决。

(3) 权威解决法：即由拥有权力的上级主管部门作出裁决，强迫冲突双方服从决定，这种方法只能改变双方表面行为，不能消除内在因素，在一般情况下，最好不采用。但在某些特殊或急迫情况下，采用此方法也是必要的。

第二十一章 有计划的实行变革

内容提要

第一节 变革的概述

一、变革的概念

产生一种不同于从前的事物就是变化或变革（Change）。组织内的变革是在群体功能和结构中引致发生变化的一个过程。可分为有计划的变革和无计划的变革。

有计划的变革（Planned change）是按照所期望的方向有目的的改变，是有意识的、自觉的运用知识和技术来指导和影响变革的过程。有计划变革的目标主要有两个：①提高组织适应环境变化的能力；②改变员工的行为。有计划的变革从程度等级来划分可有两个层次：①第一层次的变革是缓慢、微小、渐进式的线性连续变革过程；②第二层次的变革是多维度、多层次、不连续、激进的变革。

无计划的变革是自发的产生目标不很明确的变革或变化。

二、变革的原因

（一）变革的内因　即组织内部环境的原因。主要是成员的工作态度、士气、期望、个人的价值观念、人员素质的变化等。

（二）变革的外因　外部环境因素范围十分广泛。包括政治的、经济的、技术的、社会的、心理的和观念的等原因。

三、有计划实行变革的组成要素

（一）变革的目标

即变革的对象。可划分为 4 类：①组织结构变革；②技术变革；③物理环境变革；④人员变革。

目标不同，变革的难易程度也不相同。

（二）实行变革的人员（负责指导变革的人员或变革推动者）

可以是从外部来的力量，也可是组织内部的力量。

（三）环境

即发生变革所在的场所，变革力量相互作用的环境。变革当地当时的形势和其它影响变革的有利和不利因素。

第二节　有计划变革的过程

关于组织变革的理论，曾提出许多不同的模式。

一、场动力（Field）理论

（一）变革的力量

该理论认为变革是由现场两种力量决定的，即积极的促进力量和消极的阻碍力量。应当审视这两种力量。

两种力量作用的结果，使变革有可能出现三种情况：①促进力量的总和大于阻力的总和，变革向所期望的目标方向前进。②促进力量小于阻力，则不利于变革。③两种力量相等时，发生动态平衡情况，可能向积极或消极方面转变一些，保持稳定的水平。

（二）变革过程

变革过程可划分为三个阶段，每一个阶段取决于前面阶段完成的情况：

1. 解冻期

就是要打破原来的平衡和固有模式，使人们明确现况和变革的必要性，并设立目标。可使用以下方法：①经过讨论使之认识到转变的必要性；②使大家认识旧的情况影响工作质量，产生变革的紧迫感；③指出变革后的安全感，消除妨碍变革的心理障碍。

2. 改变期

解冻之后形成新的观念、新的态度和新的行为模式。有三种方法可促进改变：①角色模型的认同；②内化作用；③强制性和诱导性的方法。

3. 再冻结

是将所获得的行为模式变成个体永久性的行为，使变革成为稳定系统中的一部分。为确保再冻结，应满足以下条件：①新的态度和行为模式要与本人的人格和具体情况相适应；②新的态度和行为模式要得到组织环境（上级和同事）的支持和强化。

二、有计划的变革模式

此理论对“场动力理论”进行了详细说明，同时制定了一些切实可行的策略，将变革过程划分为七个阶段：①产生变革需要：组织开始意识到自己所面临的困难，希望克服困难，请外部顾问和专家来帮助变革。②确立关系：将变革委托给这些专家，双方建立合作关系，同时明确合作内容。③诊断问题：变革代理人经过调查分析确定问题所在和改革的目标。④建立目标和计划：制定达到目标的具体步骤。⑤行动：执行变革计划的过程。⑥变革的普及与稳定：管理部门要促使新行为模式形成，并制定新的活动步骤以适应变革要求。此阶段应评估变革的结果，并使之达到一定稳定状态。⑦终结关系：变革代理人终结与委托者的合作关系。

三、变革的阻力及克服方法

（一）阻力

常见人们反对变革的原因主要有：①不确定性；②关心个人得失；③缺乏对变革必要性的认识；④缺乏信心；⑤旧的习惯等。

（二）克服阻力的方法

主要可采用以下方法：①教育与沟通；②参与和卷入；③促进与支持；④协商和赞同；⑤操纵与合作；⑥明确和含蓄的强迫等。

第三节　护理管理中有计划变革的应用

以对护理操作不熟练进行变革为实例说明如何实施有计划的变革。（见教材第二十一章第三节）

第四节　变革中应遵循的基本原则

一、变革需要有充足的理由

变革理由应充分。常见应用的理由有：①为解决问题而变革；②为让工作程序更为有效而变革；③为减少不必要的工作负荷而变革。

二、变革需要逐步实行

不要试图急速一次改变所有的问题。

三、变革需要有计划

通过严密的计划和策略，使变革被群体成员们所接受，这样成功的可能性也大大提高。

测试题

一、名词解释

1. 变革（Change）
2. 有计划的变革（Planned change）
3. 无计划的变革

二、填空题

1. 有计划变革的目的主要有两个：第一是____________；第二是____________。
2. 有计划变革从程度等级来划分可有两个层次，第一层次的变革是____________；第二层次的变革是____________的变革。
3. 常见组织变革的4类目标是：①________；②________；③________；④________。
4. 负责指导变革或称变革的推动者主要来自____________和____________。
5. “场动力理论”将变革的过程划分为________、________和________三个阶段。

三、多项选择题

1. 变革过程中可能出现的情况有
   a. 促进力量决定变革速度
   b. 促进力量小于阻力，不利于变革
   c. 两种力量相等发生动态平衡
   d. 阻力不影响变革目标方向
   e. 促进力量大于阻力，变革向目标前进
2. “场动力理论”中包括变革的阶段有
   a. 诊断问题期
   b. 解冻期
   c. 再冻结期
   d. 改变期
   e. 终结关系期
3. 有计划变革中的改变期，可以选择的工作方法有
   a. 支持和强化新的行为模式
   b. 强制和诱导性的方法
   c. 使新的行为模式人格化
   d. 内化作用
   e. 角色模型的认同

四、简答题

1. 常见变革的原因有哪些？
2. 变革的目标（变革对象）分哪几类？举例说明其内容。
3. 变革中可能存在的阻力有哪些？
4. 变革中应遵循的基本原则有哪些？

五、论述题

1. “场动力理论”认为变革是由哪些力量决定的？它们各自的作用和相互作用中可能出现哪些情况？
2. “场动力理论”提出的变革过程如何划分阶段？各阶段的主要任务是什么？可采用哪些方法完成各阶段的任务？
3. 变革过程中可使用哪些克服阻力的方法？

参考答案

一、名词解释

1. 产生一种不同于以前的事物就是变化或变革。组织内的变革是在群体功能和结构中引至发生变化的一个过程。可分为有计划的变革和无计划的变革。

(2) 有计划的变革是按照所期望的方向有目的的改变，是有意识的、自觉的运用知识和技术来指导和影响变革的过程。

3. 无计划的变革是自发的产生目标不很明确的变革或变化。

二、填空题

1. 提高组织适应环境变化的能力　改变员工的行为
2. 缓慢、微小、渐进式的线性连续变革过程　多维度、多层次、不连续、激进
3. 组织结构变革　技术变革　物理环境变革　人员变革
4. 组织外部的力量　组织内部的力量
5. 解冻期　改变期　再冻结期

三、多项选择题

1. b　c　e
2. b　c　d
3. b　d　e

四、简答题

1. 常见变革的原因有

(1) 变革的内因：即组织内部环境。主要是成员的工作态度、士气、期望、个人的价值观念、人员素质的变化等。内部环境因素的变化，将会影响到组织的变革。例如：病房内护理人员学习了现代护理的新概念，引起了观念的改变，而提出对病人护理方式和工作内容的变革要求。

(2) 变革的外因：外部环境因素的范围十分广泛。包括政治的、经济的、技术的、社会的、心理的和观念的等因素。外部的力量，使组织内人员引起紧迫感，从而被迫变革。

2. 变革的对象可以划分为 4 类

(1) 组织结构变革　主要包括：对组织结构的调整，例如合并部门职责、精简机构和层次、提

高分权程度、重新设计工作安排、改变组织报酬制度等。

(2) 技术变革　例如引进新仪器设备、开展新业务技术以及实现计算机化等。

(3) 物理环境变革　例如对内部布局结构、室内设计、改变光线、亮度、冷暖等。

(4) 人员变革　是帮助个人或群体更有效地工作，例如改变人的思想观念、知识、态度、行为等。

3. 变革中可能出现以下方面的阻力

(1) 不确定性　变革使已知的东西变成模糊不清和不确定。人们对未知的状态将感到是冒险，会对不确定性产生厌恶感。

(2) 关心个人得失　变革可能威胁到人们已有的既得利益。人们原来为取得现状投入的越多，反对变革的阻力就 越大。如担心失去现有的地位、收入、权势、友谊、个人便利等。

(3) 缺乏对变革必要性的认识　例如自满情绪，认为新引进的东西不比原来的好或认为变革不符合组织的目标和最佳利益，就极有可能反对变革。

(4) 缺乏信心　例如对实行变革的人缺乏信任或误解，对变革的力量和环境有不同的评估，认为“变革不会成功”，也会成为变革阻力。

(5) 旧的习惯　对现状的习惯，对新状态的不习惯和低容忍力，以及不利于变革的种种压力都会成为变革的阻力。

4. 管理者推行变革应遵循以下基本原则：

(1) 变革需要有充分的理由　要使群体成员充分认识变革的必要性，不是为变革而变革，或使人认为变革是管理者独断专行甚至滥用权力。

(2) 变革需要逐步实行　不要试图急速一次改变所有的问题。可在一个或两个领域首先进行变革，然后逐步铺开。变革应是一种可控制的、有规律的计划过程。

(3) 变革需要有计划　通过严密的计划和策略进行变革，可使下属更容易接受，使成功的可能性大大提高。所选策略包括如何引进变革以及如何在实施中得到成员们的支持和赞成。

五、论述题

1. “场动力理论”认为变革是由现场两种力量决定的。在现场中变革目标组（例如组织机构或人）与改变因素相遇，存在两种力量，即积极的促进力量和消极的阻碍力量，应当审视这两种力量。积极的促进力量是有助于变革的积极的、支持的力量，使转变向目标方向发展，是动力。消极的阻碍力量是使变革朝着相反的方向转变，是抵抗力量，是阻力，它减少实现目标的可能性。

两种力量作用的结果，使变革有可能出现三种情况：

①促进力量的总和大于阻力的总和，变革向所期望的目标方向前进。

②促进力量小于阻力，则不利于变革。虽然也会变化，但距离期望的目标差距较远。

③两种力量相等时，发生动态平衡情况，可能向积极或消极方面转变一些，保持稳定的水平。

在变革中估计这两种力量很重要。针对内外部两种力进行工作，对赞成并实行变革者给以支持，对观望、怀疑、反对者进行转化工作，使阻碍变革的力量减弱。成为阻力的原因有心理的、经济的、思想认识的和社会的各种因素。所以变革需要克服重重困难和阻力才能获得成功。

2. “场动力理论”认为变革过程可以划分为三个阶段。

(1) 解冻期

人们已经形成的思想、观念、态度、行为等就像水结成冰一样是相对固定的，要改变它们首先得使它们溶化。就是要打破原来的平衡和固有模式，使个体对变革产生要求，这一阶段应让人们明确现况和变革的必要性，并且设立变革目标，让人们有思想准备。可以使用下述方法：①组织大家讨论现存的问题是什么，认识到转变的必要性。②使大家认识到旧的情况影响工作质量，产生变革的紧迫感。③提出变革后的安全感，消除妨碍变革的心理障碍。阻力往往来自心理上的不安全感，应让人们认识到变革不会带来不良影响，还会带来某些好处。

(2) 改变期

在解冻之后，随之而来的就是形成新的观念、新的态度和新的行为模式。有三种方法可以促进变革：①角色模型的认同：即通过向已实现了转变的角色模型的学习，借以形成新的观念和行为模式。②内化作用：采用自然的方式学习所需的态度与行为。可通过提供训练，使成员去解决各种问题。让人们认识到变革是有价值的并且是安全的。成员参与变革，学习新知识，从而在态度、感情、行为上自然的接受。

③强制性和诱导性的方法　可使用命令或规章制度迫使人们按新的要求去行动，用权力和强迫手段去变革。或用奖惩手段来改变人们的态度和行为。

(3) 再冻结

是将所获得的行为模式转变成个体永久性的行为，使变革成为稳定系统中的一部分。这一阶段的方法是继续鼓励和促进变革，满足了以下条件，可确保再冻结过程。

①新的态度和行为模式，要与本人的具体情况相适应。②新的态度和行为模式，要得到组织环境（上级和同事）的支持和强化。在变革人的行为时，最好实行群体训练，使成员产生一体感，群体环境会使每个人的行为变革得到强化，而保持下去。

3. 变革过程中可使用以下方法克服阻力：

(1) 教育与沟通　通过沟通，使成员了解变革的理由，澄清错误认识，使变革推动者与员工建立相互信任、相互依赖关系。

(2) 参与和卷入　成员参与变革的讨论和共同确立变革的决策。

(3) 促进与支持　变革推动者可采取一些支持性措施，对促进力量给以鼓励。如针对员工对变革的忧虑，可开展新技能培训。

(4) 协商和赞同　用某种有价值的条件，经协商形成奖酬方案，使其个人需要得到满足，从而克服阻力。

(5) 操纵与合作　变革推动者把变革目标向员工施加影响，使变革具有吸引力。合作是征求反对派主要成员的意见，取得其允诺以达到员工的合作。

(6) 明确和含蓄的强迫　即强制。直接对抵制者使用威胁力和控制力。例如对不支持改革者调换工作、不予升职、扣发奖金等。

第五篇　控制职能

第二十二章　控制职能基础

内 容 提 要

第一节　控制的概念、重要性及类型

一、控制的概念

控制(Controlling)在管理中是对计划进行监测并及时指出在计划执行中的重大偏差的过程。因此，控制职能同计划职能具有内在联系。

管理的控制职能是为了确保组织的目标以及为此而拟定的计划能得以实现，各级主管人员根据预定标准或发展的需要而重新拟定的标准，对下级的工作进行衡量、测量和评价，并在出现偏差时进行纠正，以防止偏差继续发展或今后再度发生。

二、控制工作的重要性

（一）控制工作在执行计划中起保障作用

（二）控制工作在管理的各项职能中起关键作用（详见教材第二十二章第一节）

三、控制工作的基本类型

控制工作的类型，依据控制中纠正措施的作用环节不同，分为前馈控制、同期控制、反馈控制。

（一）前馈控制

此类控制的纠正措施作用在计划执行过程的输入环节上，工作重点是防止所使用的各种资源在质和量上产生偏差，是通过对人力、财力、物力和资源的控制来实现的。

（二）同期控制

此类控制的纠正措施是用在正在进行的计划执行过程。管理者通过现场监督检查，指导和控制下属人员的活动。

（三）反馈控制

此类控制主要是分析工作的执行结果，并与控制标准相比较，发现已经产生或即将出现的偏差，分析其原因和对未来的可能影响，及时拟定纠正措施并予以实施，防止偏差继续发展或再度发生。

第二节　控制工作的基本过程

任何组织的控制过程基本都是相同的。均包括以下三个基本步骤。

一、确立标准

标准（Standard）是计量现实和预期工作成果的尺度。

计划是控制工作的依据，根据计划需要建立专门的标准，标准一般是针对计划目标的完成具有重要意义的关键点。

二、衡量成效

管理者为了确定实际工作的绩效，首先需要收集必要的信息，然后将实际绩效与标准进行比较，以确定计划执行的进度和出现的偏差。

三、纠正偏差

管理人员对已获得的偏差信息进行分析，明确出现偏差的原因、责任机构和人员，采取措施纠正偏差。

（详见教材第二十二章第二节）

第三节　控制工作的基本原则

建立控制系统时应遵循以下基本原则：

一、与计划相一致的原则

控制系统的建立要反映计划所提出的要求。

二、组织机构健全的原则

在控制工作中，被控制的组织要机构健全、责任明确，所设计的控制系统能适应机构的岗位责任，也使控制工作有利于纠正偏差。

三、控制关键问题的原则

控制应着重于对计划的完成具有关键意义的问题。应集中于实现计划的主要影响因素上。

四、直接控制的原则

直接控制是采取措施提高人员素质，以保证所属人员的质量，而不只在工作出现了偏差后采取纠正措施，追究责任。

五、标准合理性原则

要建立客观、准确、有效、适当的标准。

六、追求卓越的原则

控制工作的全部过程均应使所属人员具有寻求发展、追求卓越的精神。

第四节　全面质量管理

一、质量的基本概念

质量（Quality）是指一种产品或一项服务工作适合于完成预定要求的属性，预定要求取决于使用目的。质量受技术、经济、管理等多方面因素的影响和制约。

二、质量管理和质量保证

早期的质量管理（Quality management），强调出厂质量把关，维护产品质量信誉是侧重抓内部管理。以后又提出了质量保证（Quality assurance），是向顾客保征企业能够提供高质量的商品。质量保证帮助组织建立质量信誉，同时也大大强化了内部质量管理，二者是一致的。（详见教材第二十二章第四节）

三、全面质量管理

全面质量管理（Total Quality Management，TQM）是一种由顾客的需要和期望驱动的管理哲学。其目标是建立组织对持续改进的承诺。

“顾客”一词的含义包括每一个与组织的产品和服务打交道的人，包括内部和外部的。

“质量”包括广义的概念，它不仅与最终产品有关，并且与生产或服务过程中上道程序对下道程序的服务有关。

全面质量管理的含义包括：①强烈地关注顾客；②持续不断地改进；③改进组织中每项工作的质量；④精确地度量；⑤向员工授权等。

全面质量管理是全员参加的、全过程的、全方位的质量管理。

持续性质量改进（Continuous Quality Improvement，CQI）是全面质量管理的重要组成部分，其本质是持续的、渐进的变革。

（详见教材第二十二章第四节）

测　试　题

一、名词解释

1. 控制职能（Controlling）
2. 前馈控制（Feedforward control）
3. 同期控制（Concurrent control）
4. 反馈控制（Feedback control）
5. 质量（Quality）
6. 全面质量管理（Total Quality Management，TQM）

二、填空题

1. 控制工作的基本类型有：__________、__________和__________。
2. 控制工作的基本过程包括三个基本步骤，即：__________、__________、__________。
3. 持续性质量改进是全面质量管理的重要组成部分，其本质是______________。
4. TQM 是由以______为代表的一小群质量管理专家掀起的一场质量革命。
5. __________年成立的________________组织在全世界推进 TQM，制订了国际上覆盖各行各业的质量管理标准。

三、多项选择题

1. 管理控制中纠正偏差作用点在输入环节上的控制称为：
   a. 预先控制
   b. 同期控制
   c. 基础质量控制
   d. 前馈控制
   e. 要素质量控制
2. 使用广义的“质量”概念是下列哪些管理活动：
   a. 质量保证
   b. 质量管理
   c. 质量控制

d. TQM　　　　　　　　　　　　e. CQI

四、简答题

1. 控制工作在管理中的重要性。
2. 比较质量管理和质量保证的异同点。
3. 医院质量保证方案的主要内容。
4. 在质量管理中持续性质量改进的基本含义。

五、论述题

1. 控制过程的衡量成效阶段，收集信息可用哪些方法？各有何优缺点？
3. 管理中建立控制系统时应遵循哪些基本原则？
3. 全面质量管理的基本含义。

参 考 答 案

一、名词解释

1. 管理工作中的控制职能是监视各项活动以保证它们按计划进行并纠正各种重要偏差的过程。
2. 前馈控制是防止发生问题的预防性控制。纠正偏差的措施作用在计划执行过程的输入环节上，工作重点是防止所使用的各种资源在质和量上产生偏差。
3. 同期控制又称过程型控制或环节质量控制等。此类控制的纠正措施是用在正在进行的计划执行过程。管理者通过现场监督检查，指导和控制下属人员的活动。
4. 反馈控制主要是分析工作的执行结果，并与控制标准相比较，发现已经产生或即将出现的偏差，分析其原因和对未来的可能影响，及时拟定纠正措施并予以实施，防止偏差继续发展或再度发生。
5. 质量是指一种产品或一项服务工作适合于完成预定要求的属性，预定要求取决于使用目的。
6. 全面质量管理是一种由顾客的需要和期望驱动的管理哲学。其目标是建立组织对持续改进的承诺。全面质量管理是全员参加的、全过程的、全方位的质量管理。

二、填空题

1. 前馈控制　同期控制　反馈控制
2. 确立标准　衡量成效　纠正偏差
3. 持续的、渐进的变革
4. 戴明
5. 1947　　国际标准化组织

三、多项选择题

1. a c d e
2. d e

四、简答题

1. 控制工作在管理中的重要性体现在：

(1) 控制工作在执行计划中起保障作用

计划都是针对未来的，但环境、条件总在变化，由于管理者受到本身素质、知识、技能、经验等限制，在制订计划时可能不完全准确、全面，制定出的计划在执行中也会出现变化，发生未预料的情况。这时，通过控制工作修正计划、目标，或制定新的控制标准，控制工作就发挥了执行和完成计划的保障作用。

（2）控制工作在管理的各项职能中起关键作用

有效的管理具有四个基本职能，控制工作通过纠正偏差的行动与其它三个职能紧密结合，使管理过程形成一个相对封闭系统。控制工作贯穿在管理活动的全过程中，它不仅可以维持其它职能的正确活动，而且在必要时可以通过采取纠正偏差改变其它职能的活动。因此，控制与其它管理职能紧密联系，具有重要的地位，起着关键作用。

2. 早期的质量管理，强调出厂质量把关，维护产品质量信誉是侧重抓内部管理。以后又提出质量保证，是向顾客保证企业能够提供高质量的商品。质量保证帮助企业建立质量信誉，同时也大大强化了内部质量管理。如果真正能向顾客保证质量，质量管理肯定是成功的，因此也可以说质量保证与质量管理是一致的。二者的区别是：质量管理侧重内部，质量保证是让外部相信质量管理是有效的。在内部，质量保证也包括各部门向单位主管领导保证质量管理的有效性，各部门之间也相互提供质量保证。

3. 医院质量保证方案的主要内容有：①发现病人诊疗护理过程中重要的或潜在的问题与有关情况；②客观评价这些问题与情况的原因及影响范围，确定解决问题的先后顺序；③安排适当人员并制定措施，尽可能消除已发现的问题；④ 制定监督措施，以达到并保持所期望的结果；⑤通过记录证明全部保证程序的有效性，加强医疗护理服务，保证良好的工作质量。质量保证是针对质量问题的管理。是集中服务过程的质量管理。

4. 持续性质量改进（CQI）是全面质量管理的重要组成部分，其本质是持续的、渐进的变革。CQI 强调顾客的需要；强调全员参与和力争形成一种文化，通过教育与训练，帮助职工掌握解决问题、参与磋商、统计分析和团队建设等技巧；强调工作指标是动态的持续性提高的；强调质量是制造出来的，“不要依赖核检提高质量”；强调对员工尊重、引导、激励、授权，而不是监督与控制等；是对质量持续的、渐进的提高、改进过程。

五、论述题

1. 控制过程的衡量成效阶段，收集信息可用以下方法：①个人观察：能提供关于实际工作的最直接和最深入的第一手资料，个人观察可以获得例如表情、语调、精神状态等常被忽略的信息。②统计报告：广泛利用计算机等方法可获得图表、统计数字、报告等信息。③口头汇报：包括电话交谈，是一种快捷的、有反馈的传递信息方法。④书面报告：比口头汇报更正式、更精确和全面，也容易分类存档和查找。应综合使用多种形式收集信息，以确定实际工作中的绩效究竟如何，确定计划执行的进度和出现的偏差。

2. 管理中建立控制系统时应遵循以下基本原则：

（1）与计划相一致的原则

控制系统的建立要反映计划所提出的要求。计划是实现控制工作的依据。确立控制标准和使用的控制手段也都要依据计划，控制过程的完成就是使实际活动与计划活动相一致。

（2）组织机构健全的原则

在控制工作中，被控制的组织要机构健全、责任明确，所设计的控制系统能反映机构中岗位的责任，使控制工作有利于纠正偏差。当出现偏差时，应责任分明，责任与负责执行计划的岗位职务相适应。

有效的控制不仅可以指出偏差，而且可以纠正这种偏差。

(3) 控制关键问题的原则

管理人员在控制工作中，应着重于对计划的完成具有关键意义的问题上。应集中于实现计划的主要影响因素上。关键点的选择是一种管理艺术，如护理工作细致并项目繁多，质量控制工作应选择对完成工作目标有重要意义的关键标准和指标，对每项细小环节不作为检查的重点项目。

(4) 直接控制的原则

是控制工作的重要方式，以采取措施提高人员素质，保证所属人员的质量，而不只在工作出现了偏差后采取纠正措施，追究责任。下属人员越能胜任所担负的职务，自身就越能觉察偏离计划的误差，及时采取措施，防止误差的发生。

(5) 标准合理性原则

要建立客观、准确、有效、适当的标准。标准不准确，不能测量，控制工作会失效。所制定的标准应是可以测量和可以考核的。

(6) 追求卓越的原则

要使所属人员具有追求卓越的精神。在控制工作中，发现问题、分析原因、纠正偏差时，应寻求发展，追求卓越；在制订计划和控制标准、控制指标时，也应具有一定的先进性、科学性，使组织和个人经过一定的努力方能达到，而不是可以随意轻取。

3. 全面质量管理是一种由顾客的需要和期望驱动的管理哲学。不仅是管理，而且成为一种经营策略，涉及到人与经济、人与人多方面的关系，是质量管理的新阶段。其目标是建立组织持续改进的承诺。

全面质量管理中“顾客”即与组织的产品和服务打交道的人，无论是内部的还是外部的。“质量”不仅与最终产品有关，并且与生产或服务过程中上道程序对下道程序的服务均有关。

全面质量管理包括以下含义：①强烈地关注顾客；②持续不断地改进：是一种永不满足的承诺，认为质量总能得到改进；③改进组织中每项工作的质量；④精确地度量：采用统计技术度量组织生产中每一关键变量，然后与标准比较，发现问题，分析原因，采取措施，解决问题。⑤向员工授权：全面质量管理采用团队形式吸收一线的职工参加发现问题、解决问题、改进质量。(详见教材第二十二章第四节)

全面质量管理的基本理论和指导思想是把质量管理看成一个完整的系统，将整个管理过程和全体人员的全部活动均纳入提高质量的轨道，以向顾客提供满意的产品和服务为目的，以组织中的各部门和全体人员为主体，以数理统计方法为基本手段，充分发挥专业技术和科学管理的作用，保证和提高质量。它使质量管理成为全员参加的、全过程的、全方位的质量管理，使质量管理从总体控制、深化程度上均达到了新水平。

第二十三章　护理质量管理

内 容 提 要

第一节　概念、特点及意义

一、护理质量的概念

护理质量集中地反映在护理服务满足服务对象规定的或潜在的要求的特征和特性方面，表现护理服务的优劣程度。广义讲，还包括工作效率，即以给定的劳动消耗，取得更多的输出。

护理质量随着医学模式的转变其内涵也在不断地扩展。

医院护理质量，是根据医院任务和条件，适应社会经济文化水平，依据医学和护理学原则，在向服务对象（病人及健康人、个人及群体）提供服务中，所达到的合理的满意程度。

二、护理质量管理的特点

（一）广泛性和综合性

护理质量管理涉及的范围相当广泛。为实现高质量护理，应对影响质量的各种因素进行综合治理。

（二）协同性和独立性

大量的护理质量问题与医师、医技科室、后勤等各方协同操作、协调服务有关，需要各方加强协同管理。护理工作的相对独立性，又需形成独立的质量管理系统。

（三）程序性和连续性

护理质量是医疗质量和整体医院工作质量中的一个环节质量，护理系统内部又有若干工作程序质量。在整体医疗质量中要确保各程序质量有保证，必须加强连续的、全过程的管理。

三、护理质量管理的意义

护理质量关系到人的生命质量。护理质量管理是护理工作的重要保证，也是医疗效果的重要保证；是护理现代化和适应医学发展的需要，对促进护理学科发展和提高护理人员素质也意义深远。

第二节　护理质量标准及标准化管理

一、标准

标准是衡量事物的准则，共同遵守的原则或规范，也是衡量各项工作的标尺和依据。

标准的特征有：明确的目的性；严格的科学性；特定的对象和领域；标准要运用科学方法制定并组织实施。

二、标准化

科学地制定标准和贯彻执行标准的全部活动过程谓之标准化。

标准化包括标准制订、标准执行和标准的修订三个程序。活动过程是螺旋式循环运行过程。标准是标准化的核心。

三、标准化管理

标准化管理即以标准化原理为指导，把标准化贯穿于管理全过程，以增进系统整体效能为宗旨，以提高工作质量与工作效率为根本目的的一种科学管理方法。

标准化管理的基本特征：一切活动依据标准；一切评价以事实为准绳。

四、标准的制定方法与原则

（一）制定方法

包括：调查研究，收集资料；拟定初稿，讨论验证；报批审定，公布实行三个步骤。

（二）制定原则

要坚持标准的科学性、先进性、合理性、实用性。制定标准要结合实际。

1. 制定标准时应明确：标准的类型；标准的水平；工作人员是否明确可以接受；实行标准的条件是否具备；是否可以评价和测量；是否反映服务对象的需求和实践需要等。

2. 理想的标准和指标应具体描述；尽量用数据来表达。

3. 坚持预防为主的观点。重视基础质量标准防患于未然。

4. 所属人员参与制定过程。

五、护理标准体系

（一）护理质量标准体系结构

根据控制的基本类型（见本篇第二十二章第一节）和质量三级结构理论，护理质量标准体系结构包括：

1. 要素质量　是指提供护理的基础条件质量，是构成提供护理服务的基本要素。

2. 环节质量　是指各种要素通过组织管理形成的各项工作能力、服务项目及其工作程序质量，属护理活动过程质量。

3. 终末质量，是指从病人角度评价所得到的护理效果与质量。

（二）护理质量标准体系

护理质量标准体系纵向可包括国际、国家、专业、地区和医院的不同层次；横向可分为业务技术标准和管理标准两部分。业务技术和管理标准又分别划分为基础条件标准、工作条件标准与质量检查考核标准三部分。三部分互相依存、互相制约，形成标准体系。

关于我国1989年卫生部颁发的《综合医院分级管理标准》中护理标准及指标体系。（见教材第二十三章第二节）

六、医疗服务质量基本观念的更新

最新的研究对医疗服务质量的基本性质、概念、内涵的认识比原有观念有显著变化。

（一）医疗服务质量基本性质

1. 内涵的多元性　以Donabedian提出的“医疗服务三要素”观点，即技术要素、人际关系要素和环境要素是目前最具有代表性的观点。

2. 概念的动态性　即医疗服务质量的概念要随着社会进步和医疗卫生事业的发展而不断完善。

（二）医疗服务质量概念

目前具有代表性的概念是1988年Donabedian提出的“医疗服务质量是指利用合理的方法（医疗服务的各个方面）实现期望目标（恢复病人身心健康和令病人满意）的能力”。

此观念有两个重要转变：①医疗服务从“提供者导向”到“病人导向”；②医疗服务质量“定位”从不准确到比较准确。定位在医疗服务的结果上，即医疗服务在恢复病人身心健康和令病人满意方面所达到的程度。

第三节 护理质量管理基本方法

一、加强质量管理的基础工作

首先是重视质量教育。在此基础上建立健全质量责任制，形成质量管理组织体系，并与奖惩制度相联系。

二、标准化管理

(详见本章第二节)。

三、质量管理的基本方法

“PDCA”质量管理循环程序是质量管理的基本方法之一。(见教材第二十三章第三节)

四、建立健全质量管理体系

护理质量管理体系，是以保证和提高护理质量为目标，把与护理服务有关的各质量要素和各项工作按照系统管理原理组织成管理工作系统。其中包括组织体系、目标体系、责任制体系、标准体系、检控评价体系、质量指标体系和管理信息系统。

五、预防护理质量缺陷

一切不符合护理质量标准和技术操作规程的现象都是护理缺陷。

护理缺陷控制可分为两类：

1. 警戒性缺陷的控制　对尚未铸成缺陷但已显示出缺陷苗头所采取的控制措施；以及对尚可纠正的护理缺陷所采取的及时纠正措施，均属此类。

2. 条件性缺陷控制　对因客观条件不足造成护理缺陷的控制。应采取补救措施，创造条件加以解决。

六、质量检控方法

检查是以标准为依据，了解实现标准的程度。检查侧重发现问题，控制侧重解决问题，检查与控制是一个整体，简称质量检控。

质量检控要首先确定检控点；然后把检查指标排列设计成质量检查表；检控工作可通过质量管理组织体系完成。

七、护理质量评价

质量评价是质量检查的继续。对于检查发现的问题性质及程度、解决所发现问题后的效果均需通过评价做出判断，因此，护理质量评价是质量检控的有机组成部分。

评价的依据是标准。质量评价是一个系统工程。包括评价主体（人和机构）系统；评价客体（技术项目、病例、护理人员等）系统；评价过程（“收集资料—资料与标准比较—做出判断”）系统。

质量评价应结合使用定性与定量的方法，力求选用计数统计指标；护理质量评价还应包括对质量管理过程的分析；评价结果应适当反馈。

八、护理质量管理常用工具

统计质量管理(SQC)是依客观真实地反映质量管理工作的数据，运用统计方法做出正确解释，通过局部推论全局结论。常用方法介绍：控制图和因果图（详见教材第二十三章第三节）。

测 试 题

一、名词解释

1. 护理质量（Quality of Nursing Care）
2. 标准（Standards）
3. 标准化
4. 标准化管理
5. 医疗服务质量（1988 年 Donabedian 提出）
6. 护理质量管理体系
7. 护理缺陷
8. 质量检控
9. 质量评价
10. 统计质量管理

二、填空题

1. 护理质量管理的特点有：__________；__________；__________。
2. 标准的特征有：__________、__________、__________；标准要运用科学方法制定并组织实施。
3. 标准化包括__________、__________和__________三个程序。
4. 标准化管理的基本特征有：__________；__________。
5. 标准的制定方法大体可分为三个步骤，即：__________、__________、__________。
6. 根据质量三级结构理论，护理质量标准体系结构包括__________、__________和__________。
7. 医疗服务质量的基本性质为：__________和__________。
8. 根据 1988 年 Donabedian 提出的医疗服务质量概念，医疗服务观念有两个转变：即①__________；②__________。
9. 质量管理的基本方法“PDCA”循环程序是指__________、__________、__________、__________四个阶段循环不断螺旋式上升。
10. 护理质量评价过程也是一个“__________—__________—__________”的系统过程。
11. 质量控制图是坐标图，横坐标是__________，纵坐标是__________，三条横线是__________。
12. 控制图反映工作过程质量的__________与__________的变化。
13. 因果图又称特性因素图。包括__________和__________两个内容。

三、多项选择题

1. 制定标准要坚持原则，做到坚持标准的：
   a. 广泛性
   b. 综合性
   c. 科学性
   d. 合理性
   e. 先进性
2. 护理质量标准体系中的要素质量包括：
   a. 人员配备质量
   b. 业务活动过程质量
   c. 仪器设备质量

d. 环境质量

e. 护理效果质量

3. 以下质量指标属于控制环节质量

a. 急救物品完好率

b. 褥疮发生率

c. 护理差错发生次数

d. 健康教育情况

e. 护理文件书写合格率

4. Donabedian 提出的医疗服务质量内涵包括：

a. 人际关系要素

b. 技术要素

c. 器械设备要素

d. 环境要素

e. 管理要素

5. 护理质量管理体系包括：

a. 管理信息体系

b. 标准体系

c. 目标体系

d. 责任制体系

e. 组织体系

6. 护理质量评价的主体有：

a. 每位护士

b. 每个护理病例

c. 护理部

d. 科室

e. 医院

7. 反映工作过程质量中心趋势与变量变化的工具是：

a. 因果图

b. 树枝图

c. 坐标图

d. 控制图

e. 特性因素图

四、简答题

1. 简要说明现代护理质量概念内涵的扩展。
2. 护理质量管理的意义。
3. 护理质量标准的制定原则。
4. 简述护理质量标准体系结构。
5. 何为医院分级管理与医院评审。
6. 简述“P D C A”质量管理循环程序。
7. 简述护理缺陷控制的两种类型。

五、论述题

1. 护理质量管理有哪些特点？
2. 按质量检控方法，制定一张护理文件书写质量（体温单）检查表。
3. 何为护理质量评价？护理质量评价中应注意什么？

参 考 答 案

一、名词解释

1. 护理质量集中地反映在护理服务满足服务对象规定的或潜在的要求的特征和特性方面，表现护理服务的优劣程度。广义讲，还包括工作效率，即以给定的劳动消耗，取得更多的输出。
2. 标准是衡量事物的准则，共同遵守的原则或规范。标准也是衡量各项工作的标尺和依据。
3. 标准化是指科学地制定标准和贯彻执行标准的全部活动过程。
4. 标准化管理是一种管理手段或方法。即以标准化原理为指导，把标准化贯穿于管理全过程，以增进系统整体效能为宗旨，以提高工作质量与工作效率为根本目的的一种科学管理方法。

5. 医疗服务质量是指利用合理的方法（医疗服务的各个方面）实现期望目标（恢复病人身心健康和令病人满意）的能力。

6. 护理质量管理体系，是以保证和提高护理质量为目标，把与护理服务有关的各质量要素和各项工作按照系统管理原理组织起来，形成一个管理工作系统。其中包括组织体系、目标体系、责任制体系、标准体系、检控评价体系、质量指标体系和管理信息系统。

7. 一切不符合质量标准和护理技术操作规程的现象都是护理缺陷。

8. 检查是以标准为依据，了解实现标准的程度。检查侧重发现问题，控制侧重解决问题，检查与控制是一个整体，简称质量检控。

9. 质量评价是质量检查的继续。对于质量检查发现的问题性质及程度、解决所发现的问题后效果如何均需通过评价做出判断，因此，护理质量评价是质量检控的有机组成部分。

10. 统计质量管理（SQC）是依客观真实地反映质量管理工作的数据，运用统计方法做出正确解释，通过局部推论全局结论。

二、填空题

1. 广泛性和综合性　协同性和独立性　程序性和连续性
2. 明确的目的性　严格的科学性　特定的对象和领域
3. 标准制定　标准执行　标准的修订
4. 一切活动依据标准　一切评价以事实为准绳
5. 调查研究，收集资料　拟定初稿，讨论验证　报批审定，公布实行
6. 要素质量　环节质量　终末质量
7. 内涵的多元性　概念的动态性
8. 医疗服务从“提供者导向”到“病人导向”的转变　医疗服务质量转变为定位在医疗服务的结果上
9. 计划（Plan）执行（Do）　检查（Check）　处理（Action）
10. 收集资料　资料与标准比较　做出判断
11. 时间顺序　质量指标值　控制界限
12. 中心趋势　变量
13. 原因　结果

三、多项选择题

1.c d e
2.a c d
3.d e
4.a b d
5.a b c d e
6.c d e
7.c d

四、简答题

1. 传统的护理质量概念建立在生物医学模式下以疾病为中心的护理观念基础上，随着医学模式转变为“生物—心理—社会医学模式”，护理质量的内涵在扩展。例如传统的护理质量主要指医院临床护理质量，即执行医嘱、护理文件书写、生活护理、观察病情等方面。随护理职能的扩大，建立在现代护理观基础上的整体护理，护理质量还应包括心理护理、健康教育、执行护理程序等方面，以及社区护理质量。因此，医院护理质量是根据医院任务和条件，适应社会经济文化水平，依据医学和护理学原则，在向服务对象（病人及健康人、个

人及群体）提供服务中，所达到的合理的满意程度。护理服务质量是一个动态性的发展和内涵多元化的概念。

2. 在一切质量中，安全、健康和环境，是全世界关心的三大质量。生命质量第一、人的安危第一，对“健康所系、生命相托”的护理工作进行质量管理其意义十分重大。护理质量管理是护理工作的重要保证，护理质量优良又是医疗效果的重要保证。

随着现代医学科学发展，要求护理工作提供全面、整体、高质量的护理，以满足服务对象的身心各方面要求，加强护理质量管理，建立科学的管理体系是护理工作现代化和适应医学发展需要。对促进护理学科发展和提高护理人员素质也具有深远意义。

3. 护理质量标准的制定要坚持标准的科学性、先进性、合理性、实用性。所制定的标准应结合实际。

制定标准时应明确：①所建标准的类型；②标准的水平；③工作人员是否明确易懂、可以接受；④实行标准的条件是否具备；⑤是否有评价方法，可以测量；⑥是否反映服务对象与实践的需求等。

理想的标准和指标应详细、具体。要尽量用数据来表达。

坚持预防为主的观点。重视基础质量标准。

体现民主管理，所属护理人员参与标准制定过程，有利于标准的实施。

4. 根据质量三级结构理论，护理质量标准体系结构应包括要素质量、环节质量和终末质量。

(1) 要素质量　是指提供护理工作的基础条件（或称背景）质量，是构成提供护理服务的基本要素。包括：人员配备质量；技术质量；仪器设备质量；药品物资质量；环境质量；时限质量；基础管理质量等。以上是提供护理服务的保证条件。

(2) 环节质量　是指各种要素通过组织管理形成的各项工作能力、服务项目及其工作程序质量，属护理活动过程质量。包括管理工作；护理业务技术活动过程质量；护理人员与医师、医技人员及后勤人员等协同工作的质量。

(3) 终末质量　是指从病人角度评价所得到的护理效果与质量。

5. 医院分级管理与医院评审，是运用现代医院管理理论，借鉴国际上的先进经验，建立和实行的一种医院宏观管理体制。根据医院的不同功能、不同任务、不同规模和不同技术水平、设施条件、医院服务质量以及科学管理水平等，将医院分为不同级别和等次，对不同级别和等次的医院实行标准有别、要求不同的标准化管理和目标管理。并根据医院分级管理标准，对医院工作和医疗服务质量进行院外评审制度。

我国医院的分级与国际上三级医院划分方法一致，由基层向上，逐级称为一级、二级、三级。各级医院又分为甲、乙、丙三等，三级医院增设特等，共三级十等。

6. “PDCA”质量管理循环程序是质量管理的基本方法之一。就是按计划（Plan，P）、执行（Do，D）、检查（Check，C）、处理（Action，A）循环不断螺旋式上升。第一阶段应确定质量管理中的问题及影响因素，提出目标并制订计划；第二阶段组织有关护理人员实施计划；第三阶段按质量标准组织检查，了解执行情况，并与预期目标对照，总结成功经验与失败教训；第四阶段为处理总结，巩固成绩。把成功经验纳入标准规范惯性运行；对失败教训记录在案防止再发生；对查出的问题，立即采取措施；遗留问题转入下一个PDCA循环。

PDCA循环是综合性循环，每循环一次即可得到一定程度的提高。医院、护理部、各科室和个人不同的大、中、小PDCA循环，大环套小环、小环保大环，从而推动质量管理不断发展提高。

7. 一切不符合护理质量标准和技术操作规程的现象都是护理缺陷。护理缺陷控制有两类：

(1) 警戒性缺陷的控制　即对尚未铸成缺陷但已显示出来的缺陷苗头所采取的控制措施；以及对尚可纠正的护理缺陷所采取的及时纠正措施，均属此类。

(2) 条件性缺陷控制　是指对因客观条件不足造成的护理缺陷的控制。一方面要充分调动护理人员的主观能动性，克服条件不足的困难，采取各种补救措施，使条件性缺陷影响减少到最低限度；另一方面，及时发现此类缺陷，引起重视，创造条件加以解决。

五、论述题

1. 护理质量管理既是医院质量管理的重要组成部分，又有其自身的专业特点：

(1) 广泛性和综合性　即质量管理涉及的范围相当广泛。包括技术质量，生活服务和心理护理质量，环境管理，与其它科室和卫生技术人员协调、合作质量的管理。由于影响护理质量的医院内、外因素，如物资供应、病人膳食、护生等均会影响护理质量，因此护理质量管理应考虑多方面影响因素，进行广泛综合治理。

(2) 协同性和独立性　护理工作与各级医师、医技科室及后勤服务部门工作有密切的联系。大量的护理质量问题与各方协同操作、协调服务有关，需各方加强协同管理。护理工作又有相对独立性，也要求形成独立的质量管理系统。

(3) 程序性和连续性　护理质量是医疗质量和医院工作质量中的一个大的环节质量，护理系统内部又有若干工作程序质量。因此要求在整体医疗质量中要确保各个程序质量有保证，必须加强连续的、全过程的管理。

2. 按质量检查表设计要求及范例，设计出体温单书写质量检查表如下：

体温单书写质量检查表

护士姓名	病人姓名	文字			内容		图形绘制			签全名	其它	评分	检查日期	检查者
		字迹端正、清晰	无错别字	卷面清洁	眉栏项目填齐	内容可靠及时	点圆线直	不间断	不漏项					

3. 护理质量评价是质量检查的继续。检查为发现问题，控制为解决问题。对发现的问题性质及程度、解决问题的效果均需做出正确判断。质量评价就是做出判断，是质量检控的有机组成部分。

护理质量评价的尺度是标准。以标准为依据做出评价，还可进行横向相互比较和纵向自己比较，可判断质量优劣的次序和进步的幅度。

护理质量评价是一个系统工程。评价主体、评价客体均构成系统评价过程也是"收集资料→与标准比较→判断"的系统过程。

质量评价应结合使用定性与定量的方法，力求用数据表达。由于护理服务的特点，质量评价需从定性作为起点，依标准判定，例如护理缺陷、褥疮发生数等需先判断特性，再获得计数资料。对于不能计数的质量特性（如病人满意不满意、输液操作质量），在定性基础上，需采取人工评分法量化。

护理质量评价还应包括对质量管理过程的分析。

护理质量评价的结果应适当反馈，应充分利用，不可成为形式主义的无效评价。

第二十四章　护理业务技术管理

内 容 提 要

第一节　护理业务技术管理

一、概念

护理业务技术管理是对护理专业范围的业务技术活动进行计划、组织、领导和控制，使业务技术活动能准确、及时、安全、有效地用于临床，达到高质量、高效率的完成护理目标。

二、意义

护理业务技术管理是完成护理任务的重要保证，是提高护理质量和效率的重要保证，也是培养护理人才、调动和发挥护理人员积极性、促进学科发展和建立护理学科相对独立体系的基础和重要条件。

三、护理业务技术范围和基本管理要求

（一）护理诊疗技术操作的管理

主要指配合对病人进行诊断、治疗性的技术操作。

管理要求：①制定技术操作规程；②加强基本功训练；③通过严格检查监督执行情况加以控制。

（二）基础护理业务技术的管理

是护理中最常用的、临床普遍性的基本业务活动和技术操作。

管理要求：①提高对基础护理重要性的认识；②通过岗位职责落实到临床护理工作中；③从严抓好基本理论的掌握和基本技能训练；④管理者深入实践，参与、检查、督促、重视薄弱环节和共性问题。

（三）专科和疾病护理业务技术的管理

专科护理是根据不同专科医疗、护理需要及结合专科疾病的特点形成的特定护理工作。

管理要求：①组织护理人员掌握专科基本理论知识和专科疾病特点及护理要求；②重视疾病护理常规制度的制订和执行；③进行人员培训和开展科研，提高专科护理技能。

（四）急诊　抢救业务技术的管理

急诊抢救业务技术质量直接影响病人生命安全。包括由护理人员单独承担的技术和护理人员与医生、医疗技术人员配合协作的业务技术。

管理要求：①制定急诊抢救规章制度及标准；②组织急救实践演练和考核；③加强护士

长组织能力培养；④加强医护和各科室间配合工作；⑤训练护理人员达到技术熟练、配合默契、准确无误，掌握专科急救原则和抢救技术。

（五）消毒隔离技术的管理

消毒隔离业务技术是医院感染管理中由护理人员主要承担的基本措施。包括清洁、消毒、灭菌技术，无菌操作、隔离预防技术等。（管理要求见本章第二节）

（六）重症监护和其它监护管理

现已有多种类型的监护部门。监护病人的诊治、护理工作应有更高的业务技术要求。

根据监护病房类型，配备经过专门训练较高水平的护理人员；根据病情制定全面系统的护理计划及实施；建立完善的抢救、监护记录，资料保管，设备使用等制度。

（七）实施护理程序的管理

护理程序的实施是一项综合技术，除包括上述各项护理业务技术外，护理人员应具有心理学、教育学、伦理学、社会学、管理学等方面知识并结合实际运用。

管理要求：要组织护理人员学习整体护理观念、护理程序及护理诊断有关知识、执行护理程序的组织形式、方法、步骤及要求等，确定责任护理中病房哲理、各岗位护理人员职责评价标准及护理病历书写要求并组织实施；加强检查、监督、评价。

（八）护理协同服务管理

协同服务指护理人员之间、护理人员与医师、医技和后勤人员之间协调配合、协同操作的服务，是业务、技术、服务、管理综合性的工作。

管理要求：①提高护理人员对协同服务的认识；②建立协同服务的规章制度、明确协同各方职责、任务及处理原则；③加强协同性技术操作训练；④建立协同服务评审制度，发现问题及时解决。

（九）护理差错事故的防范和处理

护理差错、事故是在护理业务技术活动过程中形成的缺陷，是业务技术管理的重要内容之一。造成差错事故的主要原因有：未执行工作制度或操作规程；业务生疏；玩忽职守、缺乏责任心等。

管理要求：加强责任心教育；进行专业训练；严格贯彻操作规程和各项查对制度；并应重视易出现问题的薄弱环节和关键环节。出现差错、事故后要正确、及时处理。

（十）新业务技术的引进与开发

包括通过科研和技术革新，发展、完善、提高业务技术水平和引进国内外先进的理论、业务技术。

管理要求：成立护理学术组、质量管理组，开展业务攻关和新技术引进；对已确定开展的新业务技术要制定具体实施方案、组织落实、巩固推广；鼓励创新意识，引导新业务技术的开发。

（十一）护理信息管理

包括收集资料、掌握护理业务发展动向及信息资料分析、交流经验、资料管理等，应设专人收集、登记、保管。

（十二）业务技术的基础建设

包括加强业务技术管理的规划，人员培训，器械设备保障，建立科研和技术实验室，以及加强医德医风教育等。

第二节　医院感染管理

一、医院感染的基本概念

医院感染（Hospital infections）亦称医院获得性感染。是指病人在住院期间遭受的感染，但不包括入院时即有的或已潜伏的感染。

二、医院感染管理的重要性

医院感染问题伴随着医学发展、医疗手段多样化和现代化的日益复杂加剧，现已成为一个严重的公共卫生问题，也是一个重大的医院管理课题。医院感染造成病人痛苦、加重医院负担、增加费用开支等危害严重。医院感染的预防和控制，是护理业务技术管理的重要内容。

三、护理工作在预防医院感染中的作用

清洁、消毒、灭菌、无菌操作和隔离技术一直被护理界所重视，护理人员是预防和控制医院感染的主力军。将医院感染管理列入护理系统的经常性议事日程，对于预防和控制医院感染关系重大。

四、控制医院感染的护理管理措施

（一）健全组织机构，加强监督检查

护理部要在医院感染管理委员会指导下，成立“消毒隔离管理小组”。形成护理部——消毒隔离管理小组——科护士长——病房护士长——监控护士（兼职）参加的护理医院感染管理组织系统。加强计划、监控、培训等工作。

（二）改善建筑结构，增添必要设施

根据需要适当改造或改建不适于预防感染的旧建筑，增添必要的专用设备。

（三）开展教育训练，完善规章制度

培训护士长和监控护士，并通过他们指导所属护理人员的工作；健全、完善感染管理制度是作好医院感染管理的基础和重要环节。

（四）严格病人管理，重视健康教育

通过日常护理工作严格管理，减少病人感染机会和加强健康教育是医院感染管理的重要措施之一。

（五）贯彻消毒措施，控制交叉感染

消毒是预防感染的基本手段，应注意：

1. 专人负责　监控护士与护士长负责监督检查消毒隔离制度及无菌操作的实施。
2. 定期消毒　应按规定时间定期消毒、灭菌，当发生感染时应增加消毒次数。
3. 按时检查　根据不同对象建立定期检查制度，并做到有布置、有检查。
4. 定期鉴定　为确保消毒灭菌有效性，对某些项目应定期鉴定。
5. 开展评比　通过检查评比，发现问题、总结经验、激励先进、纠正不足。

测　试　题

一、名词解释

1. 护理业务
2. 护理技术

3. 护理业务技术管理
4. 基础护理
5. 专科护理
6. 护理协同服务
7. 医院感染（Hospital infections）

二、填空题

1. 护理差错、事故是指______，是业务技术管理的重要内容。
2. 造成护理差错、事故的原因主要有：______；______；______等。
3. 据统计，国外医院感染率为______。
4. 据估计，我国每年发生医院感染病例约______，损失约______个病床日；多支出医疗费用______人民币。
5. 护理部应在医院感染管理委员会的指导下，成立预防医院感染的______组织。形成由护理部—______—______—______—______参加的护理医院感染管理组织系统。
6. 贯彻消毒措施应注意做到：①______；②______；③______；④______；⑤______等。

三、多项选择题

1. 医院感染包括
   a. 门诊病人诊疗过程遭受感染
   b. 住院病人住院期间遭受感染
   c. 医院工作人员遭受感染
   d. 病人入院时潜伏着感染
   e. 病人入院时即有的感染
2. 护理系统中，医院感染管理组织系统包括：
   a. 医院感染管理委员会
   b. 监控护士
   c. 护理部
   d. QC 小组
   e. 消毒隔离管理小组

五、简答题

1. 急诊、抢救护理业务技术管理的基本要求。
2. 对护理协同服务的管理有何基本要求。
3. 护理差错事故的防范和处理要点。
4. 为何目前对医院感染管理特别重视？
5. 护理工作在预防医院感染中的作用。

六、论述题

1. 护理业务技术管理的重要意义。
2. 对各项护理业务技术的管理有哪些共同的基本要求？
3. 为最大限度地避免因护理工作失误而引起院内感染，护理部应注意做哪些工作？

参 考 答 案

一、名词解释

1. 护理业务通常是指临床护理专业范围内为实现目标和完成任务所开展的各项专业活动的

总称。

2. 护理技术是实施业务活动所凭借的方法或能力，属专业技能。

3. 护理业务技术管理就是对护理专业范围的业务技术活动进行计划、组织、领导和控制，使业务技术活动能准确、及时、安全、有效地用于临床，达到高质量、高效率完成护理目标的目的。

4. 基础护理是护理中最常用的、带有临床普遍性的基本业务活动和技术操作。

5. 专科护理是根据不同专科医疗、护理需要及结合专科疾病的特点形成的特定护理工作。

6. 护理协同服务是护理人员之间、护理人员与各级医师、医技人员和后勤人员之间协调配合、协同操作的服务，是业务、技术、服务、管理综合性的工作。

7. 医院感染，亦称医院获得性感染，是指病人在住院期间遭受的感染，但不包括入院时即有的或已潜伏的感染。

二、填空题

1. 在护理业务技术活动过程中形成的缺陷

2. 未执行工作制度或操作规程　业务生疏　玩忽职守、缺乏责任心

3. 3%～17%

4. 500万　2000万　100～150亿元

5. 消毒隔离管理小组　消毒隔离管理小组　科护士长　病房护士长　监控护士（兼职）

6. 专人负责　定期消毒　按时检查　定期鉴定　开展评比

三、多项选择题

1. b

2. b　c　e

四、简答题

1. 急诊抢救业务技术质量直接影响病人的生命安危，工作中有些业务技术属于护理人员单独承担，有些是与医生和其他医疗技术人员协作配合才能完成。基本的管理要求包括：①制定急诊抢救规章制度及标准，加强规范化管理；②组织急救实践演练和考核，培养应急能力；③加强护士长组织能力的培养，使之善于调配人力、财力、物力和做好病人及家属工作；④加强医护和各科室之间的配合工作；⑤训练护理人员达到技术熟练、配合默契、准确无误，掌握专科急救原则和抢救技术。

2. 护理协同服务是护理人员之间、护理人员与各级医师、医技人员和后勤人员之间协调配合、协同操作的服务，是业务、技术、服务、管理综合性的工作。管理中要求：①教育护理人员认识医疗护理工作的集体分工协作性质，树立协作意识，不断提高素质；②注意建立协同服务的规章制度，明确协作各方的职责和“临界面”任务及处理原则，使协同工作规范化、制度化；③要加强协同性技术操作训练，使配合熟练；④应注意建立协同服务的评审制度，及时发现问题，解决出现的问题，使协同服务科学化。

3. 护理差错、事故是在护理业务技术活动过程中形成的缺陷，是业务技术管理的重要内容之一。针对造成差错、事故的原因，对护理差错、事故防范和处理应注意：①对护理人员加强责任心教育，预防发生缺陷；②抓好专业训练，提高人员业务能力和技术水平；③严格贯彻执行操作规程和各项查对等制度，使操作程序化、规范化；④应注意抓好易出现问题的薄弱环节和关键环节，使预防成为管理的重要内容；⑤差错事故出现后要正确、及时处

理，认真严肃、实事求是，重在总结教训、接受教育。

4. 目前防止医院感染已得到越来越多的重视，应做为医院管理的重要任务。其原因是：医院本身是一个污染的环境，致病菌聚集，患有各种疾病而使免疫功能降低的病人集中；伴随着医学的发展，医疗手段的多样化和现代化，目前医院感染问题更为复杂、加剧，如抗生素滥用造成了大量的耐药菌株，直接导致了感染的发生；各种监护仪、导管、插管、内窥镜等新技术、新疗法的侵入性操作大大增加了感染的机会；器官移植和免疫失衡病人长期使用免疫抑制剂、肿瘤治疗的化疗、放疗等都使病人机体抵抗力降低，感染危险大大增加。

医院感染增加了病人痛苦、延长了住院时间、加重了医院负担、增加了医疗费开支。严重的医院感染常使病人不能达到预期疗效或使治疗失败，甚至产生后遗症或造成死亡。国内外医院感染的实际发生率和多支出医疗费用数字可观，对患者、家庭和社会都是严重的危害。因此预防和控制医院感染应引起医院管理者足够的重视。

5. 预防和控制医院感染，贯穿于医院工作的各个环节，如整体管理状况、职工重视程度、控制感染的技术水平等都对感染发生率有重要影响。医院感染管理是涉及多学科的组织管理科学，其科学性、技术性很强。护理人员在预防和控制医院感染中是主力军，护理管理在其中起关键作用。

医院内清洁、消毒、灭菌、无菌操作和隔离技术贯穿在护理全过程和各个方面的工作中。医院感染管理“预防远比治疗重要”是重要的指导思想，加强护理管理，使护理人员自觉的加强清洁、消毒、灭菌、无菌操作和隔离等技术措施和预防交叉感染的管理制度的落实，对于预防和控制医院感染意义重大。护理人员在护理病人中，细致观察病情、及时发现感染危险、严密采取隔离措施、有针对性的进行健康教育，均可通过认真履行工作职责，对全院预防和控制医院感染有重大作用。

五、论述题

1. 护理业务技术活动是提供护理服务的主要手段，业务技术在某种意义上是提高护理质量的决定性因素，业务技术水平的提高必须靠科学管理。通过对业务技术的科学管理，才能使人的知识、技能和仪器设备技术效能最大地发挥作用，调动和发挥护理人员积极性，并促进与各方面密切协同配合，提高技术综合水平效应。护理业务技术管理是完成护理基本任务的重要保证，是提高护理质量和效率的重要保证，也是培养护理人才、促进学科发展和建立护理学科相对独立体系的基础和重要条件。

2. 在对一般护理诊疗技术操作、基础护理业务技术、专科及疾病护理业务技术、急诊和抢救业务技术的管理中，有以下共同的基本要求：

(1) 提高护理人员对护理业务技术重要性的认识，加强责任心的教育；

(2) 制定各项技术操作规程，使各项操作规范化；

(3) 加强护理人员基本业务理论的学习和基本功训练，以及实战演练，提高护理人员业务技术水平及应急能力；

(4) 组织护理人员学习掌握各专科基本理论知识和疾病特点、护理要求；

(5) 通过岗位职责将各项业务技术工作落实到各班护理工作中；

(6) 提高护士长急诊抢救的组织能力；制订急诊抢救规章制度及疾病护理常规制度和标准；加强规范化管理，并组织认真落实；

(7) 通过深入实际严格监督检查执行规章制度的情况加以控制，尤其应重视薄弱环节及共性问题。

3. 为最大限度地避免因护理工作失误而引起医院感染，护理部应加强管理，注意做到：

(1) 健全组织机构，加强监督检查

在医院感染管理委员会指导下，成立"消毒隔离管理小组"，建立"护理部—消毒隔离管理小组—科护士长—病房护士长—监控护士(兼职)"参加的护理医院感染管理组织系统。该机构负责制订相应计划，使管理有目标、有措施、有检查标准和考核评比依据。同时加强监控、建立感染发生的报告制度，对护理人员进行强化和训练，使技术操作规范化，质量标准化。

(2) 改善建筑结构，增添必要设施

应根据需要和条件适当改造或改建不适于预防感染的旧建筑，增添必要的专用设备及用具，以减少感染途径。

(3) 开展教育训练，完善规章制度

通过针对性的教育和专业培训，使护理人员理解预防医院感染的重要意义、具体要求、实施方法，切实作到预防和控制感染发生。加强对护士长和监控护士专业技术和组织管理能力的培训，并通过她们指导所属护理人员的工作。管理制度应不断健全、完善、使护理人员行动有据可依。

(4) 严格病人管理，重视健康教育

管理好病房环境和病人活动秩序是减少病人感染机会的措施之一。应通过护理人员加强健康教育以取得病人合作，通过多种形式向病人宣传预防疾病及卫生学管理知识，需隔离者使其明确隔离目的、意义。

(5) 贯彻消毒措施，控制交叉感染

消毒是预防感染的基本手段，应做到：①专人负责；②定期消毒：按规定时间定期消毒、灭菌，发生感染时应增加消毒次数。某些物品还需随时消毒、预防性消毒、终末消毒。③按时检查：按规定的制度检查，以说明现状并找出感染因素和薄弱环节，有针对性的采取管理措施。④定期鉴定：为确保消毒灭菌的有效性，对某些项目应定期鉴定。⑤开展评比：通过检查评比，以发现问题、总结经验、激励先进、纠正不足。

模 拟 试 卷 （一）

（护理专科水平，2小时内完成）

一、名词解释 （每题3分，共12分）

1. 非正式组织

2. 冲突

3. 目标

4. 医院感染

二、填空题 （每空1分，共20分）

1. 护理人员技术档案管理中要防止损坏，做到“四不”，即：________、________、________、________。

2. 十九世纪中叶，______国的________开创了科学的护理事业。

3. 整体护理的观念要求以________为中心，以________为基础，以现代护理观为指南，实施身心整体护理。

4. 反馈的理论基础是控制论和________。

5. 卫生事业机构是指________机构。

6. 质量管理的基本方法“PDCA”循环程序是指________、________、________、________四个阶段循环不断螺旋式上升。

7. 群体成员中的“鼓励者”，是指那些________的人。

8. 信息沟通依其功能可分为两类：一类是________；另一类是________沟通。

9. 控制工作的基本过程包括三个基本步骤，即：________、________、________。

三、多项选择题：（每题2分，共8分）（在选项符号处划“√”）

1. 积极倾听的基本要求有：

a. 对完整性负责　　b. 不分散精力　　c. 移情

d. 接受　　e. 及时做出结论与判断

2. 激励过程模式包含有以下要素：

a. 目标　　b. 动机　　c. 行为

d. 满足　　e. 需要

3. 具有以下情况的科室应设科护士长：

a. 80以上床位数　　b. 100以上床位数

c. 三个以上护理单元　　d. 两个以上护理单元

e. 任务繁重的急诊室、手术室

4. 时间的特征有：

a. 珍贵性　　d. 连续性

b. 方向性　　e. 公平性

c. 客观性

四、计算题 （6分）

某医院有病床450张，根据卫生部《综合医院组织编制原则试行草案》规定，应配备工作人员多少名？其中卫生技术人员最多可配备多少名？护理人员多少名？

五、简答题 （每题6分，共24分）

1. 手术室护理管理的基本要求。

2. 护理规章制度的基本特点。

3. 简述操作条件反射理论的主要内容。

4. 组织内的管理者划分为几个层次？结合医院所设护理组织系统举例说明。

六、论述题 （每题10分，共30分）

1. 举例说明对护理人员素质的基本要求。

2. 论述医院的功能。

3. 举例说明护理质量管理的特点。

参考答案

一、名词解释

1. 非正式组织是不具有自觉的共同目标的成员自然的联合方式。

2. 冲突是一种过程，这种过程起始于一方感觉到另一方对自己关心的事情产生消极影响或将要产生消极影响。

3. 目标是指一个规划或方案所要达到的最终的、具体的、可测量的结果。

4. 医院感染亦称医院获得性感染。是指“病人在住院期间遭受的感染，但不包括入院时即有的或已潜伏的感染。”

二、填空题

1. 不散　不乱　不丢　不坏

2. 英　南丁格尔

3. 整体人　护理程序

4. 信息论

5. 具体开展卫生业务工作的专业

6. 计划　执行　检查　处理

7. 热心赞赏他人对群体做出贡献

8. 工具式沟通　满足需求的

9. 确立标准　衡量成效　纠正偏差

三、多项选择题

1. a b c d

2. a b c e

3. b c e

4. b c

四、计算题

①按卫生部《综合医院组织编制原则试行草案》，450张床位的医院按床位与工作人员之比1∶1.4～1.5计算，则工作人员可配备：

$450\times1.4\sim450\times1.5$　即630～675人

②卫生技术人员占总编制的70%～72%，则卫生技术人员最多可配备：$630\times72\%\sim675\times$

72%，即：453.6～486人。

③护理人员占卫生技术人员的50%，则应为453.6×50%～486×50%，即：226.8～243人。

五、简答题

1. 手术室是进行手术诊疗及抢救的重要单位。管理上要求：手术室护士长要具有丰富的理论知识和实践经验，有较强的组织能力；根据手术台数量和任务性质合理配备精干的护理人员；护士要具有很强的责任心、纪律性、细心和协作精神，技术熟练、严格执行无菌操作，认真做好查对工作（手术部位查对，用药、输血查对，器械敷料查对，手术标本查对），杜绝一切差错事故；手术器械组护士要做好器械、敷料的准备、保管、养护、维修、消毒隔离等工作。

2. 护理规章制度的基本特点有：

①规范性　规范人们的行为。

②强制性　规章制度由强制力保证实施。

③平等性　对组织和个人均具有同等约束力。

④稳定性　经权力机构批准制定的规章制度具有权威性、严肃性，不得随意修改，必须保持相应的稳定性。

⑤综合性　规章制度具有多方面的功能，可对组织各方面活动进行集中、全面、有效的管理。

⑥两重性　包括：

a. 社会属性和自然属性　即一方面起到调整人与社会的关系；另一方面调整人与自然的关系。

b. 科学性和局限性　规章制度从本质上说属于认识范畴。它可以正确地反映客观事物，也可能歪曲地反映客观事物。

c. 积极性和消极性　例如使工作人员强制地执行正确的规章有积极性的一面，而也有可能使错误的规章强力执行，被动的遵从行为对工作人员而言也有消极性的一面。

3. 操作条件反射理论着重研究行为与影响行为的环境之间的关系，用不断改变环境刺激因素来达到增强、减弱、消失某种行为的过程。其中强化论是操作条件反射理论的核心。

强化类型的选择主要有：①积极强化（正强化）；②消极强化；③惩罚；④衰减。

4. 组织内的管理者，可以划分为基层管理者、中层管理者和高层管理者。如医院护理组织系统中，病房的护士长、护士是基层管理者；内、外、妇产、儿科及门诊等科级护士长是中层管理者；主管护理的副院长、正副护理部主任属高层管理者。

六、论述题（答题要点）

1. 作为护理人员，面对被疾病和危险缠绕着的有复杂心理变化的个体，担负“健康所系、生命相托”的重要责任，应具有协助医疗、帮助患者战胜疾病和死亡的基本素质。具体包括：

（1）道德方面

（2）心理方面

（3）性格方面

（4）学识方面

（5）技能方面

(详见教材第十一章第二节)

2. 医院的功能即医院的任务。卫生部颁发的《全国医院工作条例》指出医院的任务是

“以医疗为中心，在提高医疗质量的基础上保证教学和科研任务的完成，并不断提高教学质量和科研水平。同时做好扩大预防、指导基层和计划生育的技术工作。”

医院的基本功能有：

(一) 医疗

这是医院的主要功能。医疗工作以诊疗与护理两大业务为主体、医疗辅助业务密切配合，形成一个医疗整体，为病人服务。

(二) 教学

任何医院均有此功能，即培训医务人员和其它人员。临床医学和护理是实践医学，完成完整的医学教育必须包括医院。随着医学的发展，医护人员的终身在职教育也是医院应具有的培训教育功能。

(三) 科学研究

是医院提高业务水平的需要，也是发展医学科学的需要。临床医疗实践中蕴藏着无数的科研课题。

(四) 预防和社会医疗服务

医院不仅治疗病人，而且要进行预防保健工作，开展社会医疗服务，成为人民群众健康服务的活动中心。要扩大预防，指导基层，开展计划生育的技术工作，还要进行健康咨询、门诊和住院体格检查、疾病普查、妇幼保健指导、卫生宣传教育等。医院必须通过临床预防医学工作对社会保健做出贡献。

以上四项功能是互相联系、相辅相成的。应以医疗为中心、医疗与其它三项功能相结合，围绕医疗工作统筹安排，全面完成各项任务。

3. 护理质量管理既是医院质量管理的重要组成部分，又有其自身的专业特点。表现在：

(1) 广泛性和综合性

(2) 协同性和独立性

(3) 程序性和连续性

(详见教材第二十三章第一节)。

模拟试卷（二）

（护理专科水平，2小时内完成）

一、名词解释 （每题3分，共12分）

1. 时间管理
2. 规章制度
3. 效益原理
4. 决策

二、填空题 （每空1分，共20分）

1. 非正式沟通是________。
2. 根据质量三级结构理论，护理质量标准体系结构包括________、________和________。
3. 基本领导作风有三种类型，即________、________和________。
4. 护理人员的成长特点主要有________、________和________。
5. 管理学上的组织是指________。
6. 按照性质和职能，我国卫生组织的设置大致分为三类，即：________、________和________。
7. 心理学家修兹将人们关于人际关系的心理需要分为：________、________和________三类。
8. 控制工作的基本类型有：________、________和________。

三、多项选择题：（每题2分，共8分）（在选项符号处划"√"）

1. 群体中维持角色的表现有：
   a. 监督者
   b. 评价者
   c. 支配者
   d. 折衷者
   e. 鼓励者
2. 按特定任务划分，医院类型有：
   a. 中医医院
   b. 专科医院
   c. 军队医院
   d. 企业医院
   e. 医学院校附属医院
3. 有计划变革中的改变期，可以选择的工作方法有：
   a. 支持和强化新的行为模式
   b. 使新的行为模式人格化
   c. 强制和诱导性的方法
   d. 内化作用

e. 角色模型的认同

4. 护士长角色模式包括：

a. 代表者

b. 教育者

c. 护理提供者

d. 传达、宣传者

e. 计划者

四、计算题　(6分)

某内科40张病床，有一级护理的病人6名，二级护理的10名，三级护理的24名，问按江苏省1980年的护理工时测定结果，该病房病人平均护理时数是多少？

五、简答题　(每题6分，共24分)

1. 举例说明何为激励因素，何为保健因素。

2. 社区护理的特点。

3. 举例说明何为岗位职责？确定岗位职责的作用如何？

4. 权力性与非权力性影响力二者的区别。

六、论述题　(每题10分，共30分)

1. 结合实际论述护理管理的特点。

2. 护师的基本职责有哪些？

3. 对基础护理业务技术的管理有哪些基本要求？

参考答案

一、名词解释

1. 时间管理就是指在同样的时间消耗情况下，为提高时间的利用率和有效性而进行的一系列的控制工作。

2. 规章制度是用文字形式对各项劳动操作和管理工作的要求所做的规定，是人们在共同劳动中行动的规范和准则。

3. 效益，是指人们从事社会经济活动所得到的有益的效果，包括经济效益和社会效益。效益原理，即要求把提高效益看成是管理的中心工作。

4. 决策是针对需要解决的问题，运用科学的理论和方法，系统地分清主、客观条件，提出各种可行方案并从中选择最佳方案的活动。决策是计划工作中的步骤，也是解决问题的核心。

二、填空题

1. 在正式沟通渠道之外进行的信息传递或交流

2. 要素质量　环节质量　终末质量

3. 权威型（或命令型、专制型、独裁型）　民主参与型　自由放任型（或称允许型）

4. 实践性　晚熟性　群体性

5. 按一定目标所形成的权责角色结构

6. 卫生行政组织　卫生事业组织　群众卫生组织

7. 参与的需要　控制的需要　感情的需要

8. 前馈控制　　同期控制　　反馈控制

三、多项选择题

1.a　d　e

2.c　d　e

3.c　d　e

4.a　d　e

四、计算题

$$答：平均护理时数=\frac{各级病人护理时数的总和}{该病房病人总数}$$

据此公式，该病房病人平均护理时数为：

$$\frac{4.5\times6+2.5\times10+0.5\times24+13.3}{40}$$

$$=\frac{27+25+12+13.3}{40}$$

$$\approx1.93（小时）$$

五、简答题

1. 根据双因素理论，组织中影响人积极性的因素可按其激励功能的不同，分为激励因素和保健因素两大类。

使人感到满意的因素往往与工作本身的特点和工作内容有关，如成就、赏识、工作本身的兴趣、责任感、提升和发展等因素。这些因素对职工能产生直接的激励作用，因而称之为激励因素。人们感到不满意的因素往往与工作环境或外部因素有关，如公司政策与行政管理、监督、与主管领导的关系、工作条件、薪金、同事关系、个人或家庭因素、地位以及工作安全保障等。这类因素如果缺少会引起不满和消极情绪，如改进则能预防和消除职工的不满。与卫生保健对身体健康所起的作用相似，因而称为保健因素。

2、社区护理的特点有：

（1）以健康为中心　医院临床护理多以恢复人的健康为中心，社区护理强调促进健康而不仅是单纯治疗和护理病人。

（2）以集体为主　社区护理的基本职责是视人口群体为一整体开展工作。

（3）具有高度的自主性、独立性　工作范围广，要运用流行病学方法寻找容易出现健康问题的高危人群。

（4）管案时间长　护理对象有时对个人并兼顾家庭，由于居民长期居住本社区，因此，管案时间长。

（5）需加强合作　护士需与社区行政、福利、教育、集体单位多方面联系，通力协作；并与医师、康复等社区医务工作者密切合作。

3. 岗位职责是指在组织中，任何一个被委任的职位为其确定的被期望的行为，是反映特定职务工作内容的一些明确规定。例如在各类护理人员的岗位责任制中为不同护理人员确定的担负工作的范围、所负的责任等。

确定岗位职责的目的是明确各职务人员担负的责任、任务、活动和作用，以利于各种不同工作之间相互比较、消除混乱，可做到事事有人管，人人有专责，办事有标准，工作能检查。使工作人员之间既有分工又有协作，保证具有科学、合理、有效的工作秩序，完成组织的目标和任务。在选聘工作人员时，可做为选聘依据和向求职者详细说明该职务要求的文件；

在分配任职者工作时，也可做为依据和工作指南；在人员考核中，是管理者考核、评价不同职务人员的行为标准。

4. 权力性影响力是由合法职位拥有的被认可的职权带来的影响力；非权力性影响力是由于领导者自身的特点带来的自然性影响力，其产生的基础比权力性影响力广泛得多。

权力性影响力属于强制性影响力，对下属的影响有强迫性，使其心理与行为表现被动、服从，对其激励作用是有限的；权力性影响力随权力地位而产生，也随地位改变而影响力发生变化，是外界赋予的，因而不稳定，权力性影响力常靠奖惩等附加条件而起作用。

非权力性影响力属于自然性影响力，被管理者不会受到执权者的奖惩，不随执权者的职权地位影响而改变，其影响力比较稳定和持久，是潜移默化的作用，使被管理者从心理上信服、尊敬、顺从和依赖，并改变其行为。

六、论述题（答题要点）

1. 护理管理的特点有：

（1）护理管理要适应护理学科的特点

a. 要适应护理学作为独立学科的要求

b. 要适应专业对护士素质修养的特殊要求

c. 要适应护理工作的科学性和服务性的要求

d. 要适应护理人员人际沟通广泛性的要求

e. 要适应护理工作的连续性和性别特点的要求

（2）护理管理综合性和实践性的特点

（3）护理管理广泛性的特点

（详见教材第三章第二节）

2. 护师的基本职责有：

（1）在病房护士长领导下和主管护师指导下进行工作。

（2）参加病房的护理临床实践，指导护士正确执行医嘱及各项护理技术操作规程，发现问题，及时解决。

（3）参与病房危重、疑难病人的护理工作，及难度较大的护理技术操作。带领护士完成新业务、新技术的临床实践。

（4）协助护士长拟订病房护理工作计划，参与病房管理工作。

（5）参加本科主任护师、主管护师组织的护理查房、会诊和病例讨论。主持本病房的护理查房。

（6）协助护士长负责本病房护士和进修护士的业务培训，制订学习计划，组织编写教材并担任讲课。对护士进行技术考核。

（7）协助护校部分临床教学，指导护生临床实习。

（8）协助护士长制订本病房的科研、技术革新计划，提出科研课题，并组织实施。

（9）对病房出现的护理差错、事故进行分析，提出防范措施。

3. 基础护理是护理中最常用的、带有临床普遍性的基本业务活动和技术操作。在管理上要求：①提高管理者与被管理者对基础护理重要性的认识，加强责任心；②通过岗位职责落实到临床各班护理工作中；③从严抓好基本理论的掌握和基本技能训练，达到四会（会操作、会讲解、会指导、会检查）；④管理者要深入实践，参与、检查、督促，抓薄弱环节和共性问题等。

模 拟 试 卷（三）

（护理本科水平，2小时内完成）

一、名词解释：（每题3分，共12分）（英译中，再解释）

1. System

2. Management by objectives（MBO）

3. Modern hospital

4. Hospital infections

二、填空题　（每空1分，共20分）

1. 期望理论提出，若想有效地激发职工工作的动机，必须正确处理好三种关系，即：________的关系，________的关系和________的关系。

2. 护理差错、事故是指____________，是业务技术管理的重要内容。

3. 医院常见的护理规章制度可以分为四类，即①________；②________；③________；④________。

4. 训导（Discipline）指的是为了__________管理者所进行的活动。

5. “场动力理论”将变革的过程划分为________、________和________三个阶段。

6. 一般群体中，成员均表现为三种典型的角色，即：________、________和________。

7. 持续性质量改进是全面质量管理的重要组成部分，其本质是__________。

8. 强化论中提出，强化类型的选择有：________、________、________和________。

三、多项选择题　（每题2分，共8分）（在选项符号处划“√”）

1. 人际关系是通过心理关系作为中介因素对个人发生作用，心理因素包含交往中的：

a. 态度　　d. 特点

b. 情感　　e. 认知

c. 意向行为

2. 主动倾听的基本要求有：

a. 对完整性负责　　d. 接受

b. 不分散精力　　e. 及时做出结论与判断

c. 移情

3. 有机式组织结构的特点有：

a. 复杂化　　d. 分权化

b. 正规化　　e. 适应性

c. 集权化

4. 可以根据以下维度确定人们处理冲突的意向行为：

a. 修养程度　　d. 合作程度

b. 肯定程度　　e. 对抗程度

c. 否定程度

四、计算题　（6分）

某医院共有病床900张，按卫生部《综合医院组织编制原则试行草案》，急诊室、住院处、供应室各应配备多少名护理人员？

五、简答题　（每题6分，共24分）

1. 组织文化的基本性质。

2. 确定护理人员岗位职责的目的。

3. 在组织设计中，影响管理宽度的因素有哪些？

4. 举例说明领导行为理论中“工作行为”指的是什么？“关系行为”指的是什么？

六、论述题　（每题10分，共30分）

1. 根据卫生部规定，目前我国医院内护理组织及指挥系统设置情况如何？

2. 结合实际论述护理人员管理的基本要求有哪些？

3. 护理人员绩效考核的目的。

参考答案

一、名词解释

1. 系统　系统是由存在于环境中若干相互联系、相互作用的要素所构成的，是具有特定功能的有机整体。

2. 目标管理　目标管理是由管理人员和下属共同参加目标的制定，在工作中实行自我控制并努力完成工作目标的管理方法。

3. 现代医院　现代医院是以收容住院为主要形式，按照防治结合的原则，实施综合治疗，开展对人群生活的全面指导、监督和保护，从而以提高人的健康素质为目的的医疗卫生机构。

4. 医院感染　亦称医院获得性感染。是指“病人在住院期间遭受的感染，但不包括入院时即有的或已潜伏的感染”。

二、填空题

1. 努力与工作成绩　　工作成绩与奖酬　　奖酬与满足需要

2. 在护理业务技术活动过程中形成的缺陷

3. 岗位责任制　护理工作管理制度　　护理技术操作规程　　护理业务管理常规制度

4. 强化组织规范或规章

5. 解冻期　　改变期　　再冻结

6. 自我中心角色　　任务角色　　维护角色

7. 持续的、渐进的变革

8. 积极强化（正强化）　　消极强化　　惩罚　　衰减

三、多项选择题

1. b　c　e

2. a　b　c　d

3. d　e

4. b　d

四、计算题

根据卫生部《综合医院组织编制原则试行草案》，急诊室护理人员与床位之比为1～1.2∶100，应配备护理人员数计算如下：

$\frac{900}{100}\sim\frac{900}{100}\times1.5$　　即：9～13.5人

住院处护理人员与床位之比为1～1.2∶100，应配备护理人员数计算如下：

$\frac{900}{100}\sim\frac{900}{100}\times1.2$ 即：应配备 9～10.8 人

供应室护理人员与床位之比为 2～2.5：100 应配备护理人员数计算如下：

$\frac{900}{100}\times2\sim\frac{900}{100}\times2.5$ 即：应配备 18～22.5 人

五、简答题

1. 组织文化是成员的共同价值观体系，是每个成员对组织认识的一种描述，均是成员工作时应具有的行为方式的基础。其基本性质包括：

(1) 广泛性 组织文化是一种广泛的力量。以共识为基础，广泛影响群体成员交往和相互作用的行为方式。

(2) 微妙性 群体成员基本的共识存在于每个个体的潜意识中，是一些非正式的、逐渐默契的共同行为规范。

(3) 强有力性 组织文化是一种强有力的力量，起到支配其成员行为的作用。对成员心理上的影响有时比权威、命令的效力大得多。

(4) 独特性 组织文化是全体成员意识形态的总和，也是每个群体独特的行为方式。每个组织文化均由各式各样的观念和行为的不同组合而形成。

2. 岗位职责是指在组织中，任何一个被委任的职位为其确定的被期望的行为，是反映特定职务工作内容的一些明确规定。

确定岗位职责的目的是明确各职务人员担负的责任、任务、活动和作用，以利于各种不同工作之间进行比较，消除混乱，可做到事事有人管，人人有专责，办事有标准，工作能检查。使工作人员之间既有分工又有协作，保证具有科学、合理、有效的工作秩序，完成组织的目标和任务。在选聘工作人员时，可做为选聘依据和向求职者详细说明该职务要求的文件；在分配任职者工作时，也可做为依据和工作指南；在人员考核中，是管理者考核、评价不同职务人员的行为标准。

3. 管理宽度是指管理人员有效地监督、指挥、管辖其直接下属成员数量的限度。

影响管理宽度的因素较多，如护理人员的素质、技术水平、经验；管理者的能力；所需完成的工作类型、性质及特点等，均影响管理宽度。因此，应根据具体条件确立适当的管理宽度，以提供有效的监督和管理。

4. 在领导行为理论中，"工作行为"主要是指领导者以"组织为本"对工作或完成任务的重视程度，以及加强对工作领导的行为，包括组织设计、职责任务的划分，规章制度的制定，确定工作目标等。"关系行为"主要是指领导者"以人为本"，重视工作中的人际关系和下属个性与需求的程度，以及关心人的领导行为方式，包括相互信任、尊重下属，重视下属的各种看法、情感与需求等。

六、论述题（答题要点）

1. 根据卫生部规定，目前我国医院内护理组织及其指挥系统设置情况如下：

(一) 护理部（或总护士长）

县和县以上医院设护理部，实行院长领导下的护理部主任负责制。要求 500 床位以上的医院积极创造条件，配备专职的护理副院长，并兼任护理部主任，另设护理部副主任 2 名；300～500 床位，或不足 300 床位，但医、教、研任务繁重的医院，设护理部主任 1 名，副主任 1～2 名；300 床位以下的医院，设总护士长 1 名。

（二）科护士长

100床位或设有三个护理单元以上的科室，以及任务繁重的手术室、急诊科、门诊部设科护士长。科护士长在护理部主任的领导和科主任的业务指导下，全面负责本科的护理管理。

（三）护士长

护士长是医院病房和其它基层单位（如门诊、急诊、手术室、供应室、产房、婴儿室、ICU（重症监护室）等）护理工作的管理者。病房护理管理实行护士长负责制。护士长在护理部主任（或总护士长）、科护士长领导和科主任业务指导下工作，护士长与主治医师（医师组长）共同配合负责病房全面管理工作。

目前我国医院内均已实行护理部主任、科护士长、护士长三级管理或总护士长、护士长两级管理的护理指挥系统。

2．护理人员管理的基本要求有：

（1）职务要求要明确

（2）责、权、利要一致

（3）竞争要公平

（4）用人要扬长避短

（5）人员管理要系统化

（详见第十一章第一节）。

3．护理人员绩效考核的目的有：

（1）提供管理部门对工作人员调资、聘任、晋升职称、表彰或降级等依据；

（2）绩效评价的反馈，对绩效优秀的给以表扬可调动人员积极性；帮助绩效不良者分析原因，建议改进方法，提高护理人员素质和工作水平；

（3）对选拔人才及新进人员考核，使之安排适合的岗位；

（4）促进管理者与工作人员沟通，有利于工作目标的实现；

（5）考核标准是工作人员行动的指南；

（6）反映护理人员之间的差距，避免好坏不分及平均主义；

（7）为继续教育的内容和方向提供参考；

（8）提供储备人才的人事资料。

模 拟 试 卷（四）

（护理本科水平，2小时内完成）

一、名词解释 （每题3分，共12分）（英译中，再解释）

1. Feedback
2. Functional nursing
3. Planned change
4. Frustration

二、填空题 （每空1分，共20分）

1. 泰勒在科学管理中提出的合理化三原则（或三S化）是指（要求中、英文）______、______和______。

2. 我国卫生事业的性质是______。

3. ______年成立的______组织在全世界推进TQM，制定了国际上覆盖各行各业的质量管理标准。

4. 计划职能解决的基本问题是______和______。

5. 按个人处理人际关系的表现分类，可以有______、______和______三类。

6. 交互作用观点认为冲突可以分为______和______两种类型。

7. 贯彻消毒措施应注意做到：①______；②______；③______；④______；开展评比等。

8. 确定关键性、优先性工作包括两方面含义：①______；②______。

9. 根据1998年底卫生部统计资料：全国护理人员总数为______人。

三、多项选择题 （每题2分，共8分）

1. 在管理要素中，管理手段有：

a. 结构　　d. 信息
b. 人　　e. 法
c. 物资

2. 以下哪些属于卫生事业组织：

a. 职业病防治机构　　d. 红十字会
b. 疗养院　　e. 地方病防治委员会
c. 生物制品研究所

3. 管理控制中纠正偏差作用点在输入环节上的控制称为：

a. 预先控制　　d. 前馈控制
b. 同期控制　　e. 要素质量控制
c. 基础质量控制

4. “授权”的含义包括：

a. 是分配下属部分职责　　d. 是让下属代理职务
b. 是做领导者的助理　　e. 是使下属有适当的自主权、行动权
c. 授权后，领导者对下属有监督权

四、计算题　（6 分）

某医院外科病房有 40 位病人，其中需进行一级护理的 8 名，二级护理的 12 名，三级护理的 20 名。按江苏省 1980 年的护理工时测定结果，应编配多少名护理人员（机动数按 20% 计算）？

五、简答题　（每题 6 分，共 24 分）

1. 举例说明在领导行为理论当中，“工作行为”指的是什么？“关系行为”指的是什么？

2. 简述目标管理的特点。

3. 构成一所医院的基本条件有哪些？

4. 举例说明护理质量标准的制定原则。

六、论述题　（每题 10 分，共 30 分）

1. 结合实际论述护理规章制度的重要性。

2. 变革过程中可使用哪些克服阻力的方法？

3. 对护士长的素质有哪些要求？

参　考　答　案

一、名词解释

1. 反馈　反馈是控制论中一个重要的概念，是由控制系统把信息输送出去，再把作用结果返送回来，并对信息的再输出起到控制的作用，以达到预定的目的。

2. 功能制护理　是临床按照工作内容分配护理人员。每组 1～2 人，承担一个特定的任务，如处理医嘱、治疗、生活护理等。对患者的护理是由各班护理人员的相互协作共同完成。常见分工有：主班、护理班、治疗班、小夜班、大夜班等。

3. 有计划的变革　有计划的变革是按照所期望的方向有目的的改变，是有意识的、自觉的运用知识和技术来指导和影响变革的过程。

4. 挫折　挫折是指个体从事有目的的活动，在环境中遇到障碍或干扰，使其需要和动机不能获得满意时的情绪状态。挫折是一种个人的主观感受。

二、填空题

1. 标准化（Standardize）　精简化（Simplify）　专门化（Specialize）

2. 政府实行一定福利政策的社会公益事业

3. 1947　国际标准化

4. 确定目标　实现目标的途径

5. 顺从型（合作型）　进取型　疏离型

6. 建设性冲突　破坏性冲突

7. 专人负责　定期消毒　按时检查　定期鉴定

8. 最重要、最有价值的工作　需要首先处理的紧急问题

9. 121.88 万

三、多项选择题

1. a　b　e

2. a　b　c　e

3. a　c　d　e

4. a c e

四、计算题

根据按实际工作量计算护理人员编制的具体方法，该外科病房应配备护理人员计算如下：

$$应编护士数=\frac{4.5\times8+2.5\times12+0.5\times20+13.3}{8}\times(1+20\%)$$

$$=\frac{36+30+10+13.3}{8}\times120\%$$

$$=\frac{893}{8}\times1.2$$

$$\approx13.4（人）$$

五、简答题

1. 在领导行为理论中，"工作行为"主要是指领导者以"组织为本"，对工作或完成任务的重视程度，以及加强对工作领导的行为，包括组织设计、职责任务的划分、规章制度的制定，确定工作目标等。"关系行为"主要是指领导者"以人为本"，重视工作中的人际关系和下属个性与需求的程度，以及关心人的领导行为方式，包括相互信任、尊重下属，重视下属的各种看法、情感与需求等。

2. 目标管理的特点有

(1) 是"参与管理"的一种形式

(2) 是自我管理的方法

(3) 是整体性的管理

(4) 强调自我评价

(以上要点参见第五章第一节)

3. 构成一所医院的基本条件有：

(1) 医院以实施住院诊疗为主，并设有门诊部。

(2) 应有正式病房和一定数量（按医院分级管理标准，不得少于 20 张）的病床等设施。应具备基本的医疗、休养环境及卫生管理设施。

(3) 应有能力对住院患者提供合格的护理和基本生活服务。

(4) 应有基本医疗设备，设有药剂、检验、放射、手术及消毒供应等医技诊疗部门。

(5) 应有相应的、系统的人员编配。包括医务人员和行政、后勤人员。构成整体医疗功能。

(6) 应有基本的工作制度，以保证医疗质量和患者的安全。

4. 护理质量标准的制定要坚持标准的科学性、先进性、合理性、实用性。所制定的标准应结合实际。

制定标准时应明确：①所建标准的类型；②标准的水平；③工作人员是否明确易懂、可以接受；④实行标准的条件是否具备；⑤是否有评价方法，可以测量；⑥是否反映服务对象与实践的需求等。

理想的标准和指标应详细、具体。要尽量用数据来表达。

坚持预防为主的观点。重视基础质量标准。

体现民主管理，所属护理人员参与标准制定过程。有利于标准的实施。

六、论述题（答题要点）

1. 护理规章制度的重要性表现在：

（1）是管理的重要手段，可规范人们的行为。

（2）是现代化大生产的必然产物，现代医院具有现代化大生产的特点，需要通过规章制度建立正常的工作秩序。

（3）是医院工作和护理工作客观规律的反映，是护理人员长期工作实践的经验总结。

（4）是提高工作效率和护理质量、防止发生差错事故的重要保障。

（详见教材第六章第一节）

2. 变革过程中可使用以下方法克服阻力：

（1）教育与沟通　通过沟通，使成员了解变革的理由，澄清错误认识，使变革推动者与员工建立相互信任、相互依赖关系。

（2）参与和卷入　成员参与变革的讨论和共同确立变革的决策。

（3）促进与支持　变革推动者可采取一些支持性措施，对促进力量给以鼓励，针对员工对变革的忧虑，可开展新技能培训。

（4）协商和赞同　用某种有价值的条件，经协商形成奖酬方案，使其个人需要得到满足，从而克服阻力。

（5）操纵与合作　变革推动者向变革目标施加影响，使变革具有吸引力。合作是征求反对派主要成员的意见，取得其允诺以达到员工的合作。

（6）明确和含蓄的强迫　即强制。直接对抵制者使用威胁力和控制力。例如对不支持改革者调换工作、不予升职、扣发奖金等。

3. 对护士长的素质要求有很强的社会性和时代性，不同国家、不同时代有不同要求。目前我国对护士长素质的基本要求有以下几方面：

（1）政治思想素质　主要从作为一个优秀护士和合格的基层管理者应具备的政治思想素质角度回答。

（2）专业水平　主要是从应具有的护理专业业务知识和技能、业务自学能力及学历、职称要求考虑。

(3)管理能力　主要要求具有丰富的护理科学管理理论知识及组织管理能力两角度考虑。

（4）身体条件　要求健康的体魄和旺盛的精力。（详细内容参见教材第十章第四节）。